Daniel Illy

Ratgeber Angsterkrankungen

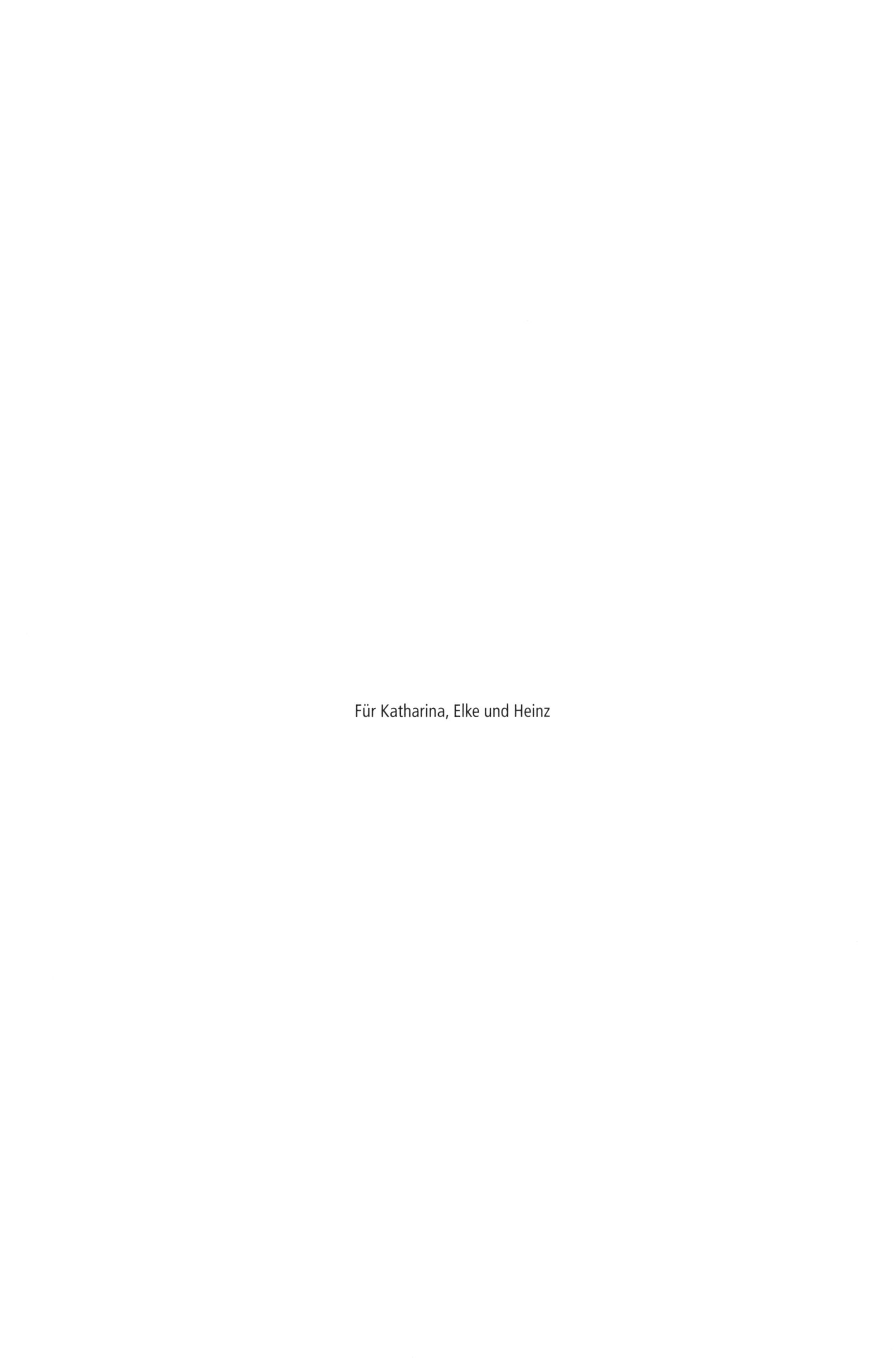

Für Katharina, Elke und Heinz

Daniel Illy

Ratgeber Angsterkrankungen

Hilfe für den Alltag

1. Auflage

Mit Illustrationen von Elisabeth Deim

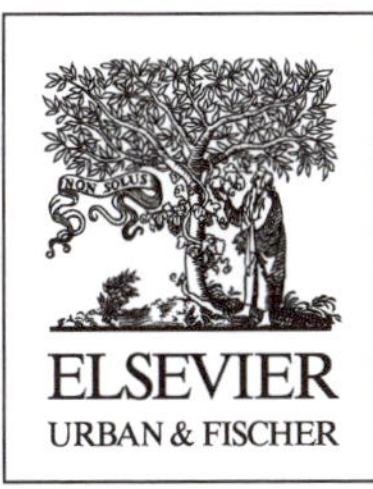

URBAN & FISCHER München

Zuschriften an:
Elsevier GmbH, Urban & Fischer Verlag, Hackerbrücke 6, 80335 München
u.jahn@elsevier.com

Wichtiger Hinweis für den Benutzer
Die Erkenntnisse in der Medizin unterliegen laufendem Wandel durch Forschung und klinische Erfahrungen. Der Autor dieses Werkes hat große Sorgfalt darauf verwendet, dass die in diesem Werk gemachten therapeutischen Angaben (insbesondere hinsichtlich Indikation, Dosierung und unerwünschter Wirkungen) dem derzeitigen Wissensstand entsprechen. Das entbindet den Nutzer dieses Werkes aber nicht von der Verpflichtung, anhand weiterer schriftlicher Informationsquellen zu überprüfen, ob die dort gemachten Angaben von denen in diesem Werk abweichen und seine Verordnung in eigener Verantwortung zu treffen.
Für die Vollständigkeit und Auswahl der aufgeführten Medikamente übernimmt der Verlag keine Gewähr.
Geschützte Warennamen (Warenzeichen) werden in der Regel besonders kenntlich gemacht (®). Aus dem Fehlen eines solchen Hinweises kann jedoch nicht automatisch geschlossen werden, dass es sich um einen freien Warennamen handelt.

Bibliografische Information der Deutschen Nationalbibliothek
Die Deutsche Nationalbibliothek verzeichnet diese Publikation in der Deutschen Nationalbibliografie; detaillierte bibliografische Daten sind im Internet über http://www.d-nb.de/ abrufbar.

1. Auflage 2016

Der Urban & Fischer Verlag ist ein Imprint der Elsevier GmbH.

16 17 18 19 20 5 4 3 2 1

Um den Textfluss nicht zu stören, wurde bei Patienten und Berufsbezeichnungen die grammatikalisch maskuline Form gewählt. Selbstverständlich sind in diesen Fällen immer Frauen und Männer gemeint.

Planung: Ursula Jahn
Redaktion: Sonja Hinte, Bremen
Lektorat und Herstellung: Cornelia von Saint Paul
Satz: abavo GmbH, Buchloe/Deutschland; TnQ, Chennai/Indien
Druck und Bindung: Drukarnia Dimograf, Bielsko-Biała/Polen
Fotos/Zeichnungen: Elisabeth Deim, Dresden und Stefan Dangl, München
Umschlaggestaltung: SpieszDesign, Neu-Ulm
Titelfotografie: Colourbox

ISBN Print 978-3-437-22961-9
ISBN e-Book 978-3-437-17141-3

Aktuelle Informationen finden Sie im Internet unter **www.elsevier.de** und **www.elsevier.com**

Vorwort

Dieser Ratgeber zum Thema Angsterkrankungen folgt auf den ersten von mir verfassten Ratgeber zum Thema Depressionen. Bereits beim Schreiben des ersten Buches wurde deutlich, dass sich das zugrunde liegende Konzept der dreißig kurzen Kapitel auch auf das Thema Angsterkrankungen anwenden lässt.

Angsterkrankungen stellen nach depressiven Erkrankungen die zweithäufigste psychische Erkrankung dar. Eine Depression kann man vermutlich erst dann so richtig nachvollziehen, wenn man sie selbst oder im Umfeld erlebt hat. Bei Angsterkrankungen ist das anders. Jeder Mensch hat Angst, jeder kennt das Gefühl der Angst als eine notwendige Alarmfunktion des Körpers. Und nahezu jeder Mensch kennt selbst übertriebene Ängste. Ich gebe gerne offen zu: Ich fühle mich in der Gegenwart von Spinnen manchmal nicht sonderlich wohl. Diese Ängste würden niemals ausreichen, um mir selbst eine Spinnenphobie zu diagnostizieren, und dennoch beschäftigt mich das Thema dann und wann. Zuletzt beim Pilzesuchen im Herbst.

Als Autor reizte mich das Spektrum der Angsterkrankungen. Ein Symptomstrahl immer stärker werdender Intensität und Einschränkung im Alltag. Linkerhand ist mein gesteigerter Respekt vor Spinnen zu nennen, übergehend in die Ängste meines Umfelds wie Angst vor Menschenansammlungen, die Autobahn zu benutzen oder einen Herzinfarkt zu erleiden. Und dann sind da meine Patienten: Die teilweise nicht mehr arbeiten können, weil sie seit Jahren kein öffentliches Verkehrsmittel mehr benutzen; die vermutlich jeden Kardiologen der Stadt kennen, weil sie davon überzeugt sind, an einer schlimmen Herzerkrankung zu leiden. Mehr als andere Patientengruppen haben sie Fragen ihre Erkrankung betreffend: Woher kommt meine Angst? Was kann mir helfen? Warum muss ich dazu in ein Flugzeug steigen, wenn ich genau das eigentlich nicht möchte?

Analog zum Ratgeber über Depressionen war es die Häufung dieser Fragen, die mich veranlasste, ein paar Antworten zu formulieren. Etwa die Hälfte des Buches hat diesen informativen Charakter. Die zweite Hälfte widmet sich der psychotherapeutischen Behandlung von Angsterkrankungen. Ich arbeite sehr gerne mit Angstpatienten zusammen, es ist für mich eine sehr abwechslungsreiche und lebensnahe Form der Psychotherapie. Ich kann gut nachvollziehen, wie sich die Patienten fühlen und begleite sie sehr gerne auf dem Weg, sich der Angst zu stellen.

So ergab sich der Auftrag, dieses Buch zu schreiben, nahezu von selbst. Ich begann mit dem Schreiben und die Resonanz meiner Patienten war sehr positiv. Das spornte mich weiter an. Das Ergebnis erschien mir sehr nahe an dem zu sein, was ich in den Psychotherapiestunden mit meinen Patienten erarbeite. Das sah man im Verlag ebenfalls so. Noch vor dem Erscheinen des Ratgebers über Depressionen gaben sie grünes Licht für den Ratgeber über Angsterkrankungen. Nach Abschluss der Arbeiten am Text konnte ich erneut Frau Deim für die Illustrationen gewinnen. Ich bin begeistert, was sie aus meinen Strichmännchen-Konzepten gemacht hat. Mein Dank geht deshalb an sie und den Elsevier-Verlag für die abermals hervorragende Unterstützung und kompetente Umsetzung des Projekts. Ich möchte insbesondere Frau Jahn, Frau Saint Paul und Frau Hinte danken. Das ich unmittelbar nach Abschluss des ersten Buches ein zweites schreiben durfte, ist ein großes Privileg. Ich hoffe, es wird für Sie, liebe Leserin und lieber Leser, ein wertvoller Ratgeber auf dem Weg Ihre Ängste zu besiegen. Über Ihre Rückmeldungen diesbezüglich würde ich mich sehr freuen. Das ist das Schöne an meinem Beruf: Ich kann sehr viel von Ihnen lernen. Nicht nur in Bezug auf Spinnen.

Berlin, im Herbst 2015
Dr. med. Daniel Illy

Zum Autor

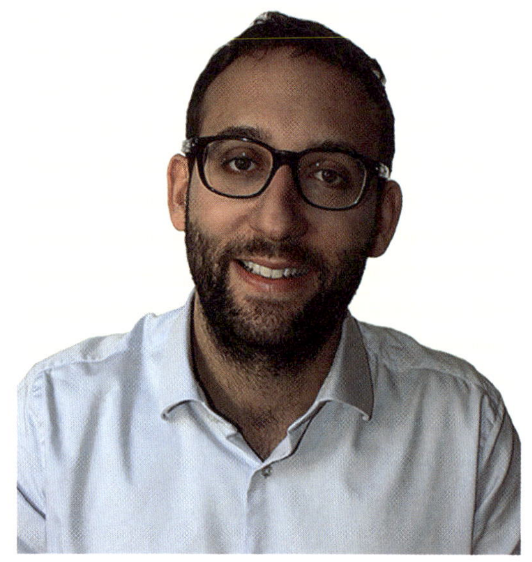

Dr. med. Daniel Illy (geboren 1985 in Frankfurt am Main) zog es nach dem Medizinstudium von Mainz nach Berlin, wo er seit 2012 als Assistenzarzt in der Psychiatrie tätig ist. Im Rahmen seiner beruflichen Tätigkeit und psychotherapeutischen Ausbildung arbeitete er mit vielen Patienten, die unter Angsterkrankungen litten. Aus dieser Arbeit und der Leidenschaft am Schreiben entstand der vorliegende Ratgeber. Dr. med. Daniel Illy hat zuvor bereits den erfolgreichen Ratgeber „Depression: Hilfe für den Alltag" verfasst.

Inhaltsverzeichnis

1 Eine Einführung ... 1

2 Angst – ein Gefühl, das jeder kennt ... 5

3 Was sind Angsterkrankungen? ... 9

4 Diagnostische Einteilung der Angsterkrankungen ... 13

5 Der Teufelskreis der Angst ... 21

6 Entstehung einer Angsterkrankung ... 25

7 Angsterkrankungen und Suchtmittel ... 31

8 Psychotherapeutische Behandlung von Angsterkrankungen ... 37

9 Medikamentöse Behandlung von Angsterkrankungen ... 41

10 Nebenwirkungen und Dauer der medikamentösen Behandlung ... 45

11 Behandlung mittels klinischer Hypnose ... 49

12 Einblicke in eine Therapiestation ... 53

13 Einblicke in eine Tagesklinik ... 57

14 Einblicke in die ambulante Behandlung ... 59

15 Die körperlichen Symptome ... 63

16 Angstmachende Gedanken loswerden ... 71

17 Mehr Gefühl, bitte! ... 77

18 Ungünstiges Verhalten – Treibstoff für die Angst ... 83

19 Das Angsttagebuch ... 87

20 Die erste Angstattacke im Rückblick ... 93

21 Angstgewöhnung gegen Vermeidungsverhalten ... 97

22 Die vielen Gesichter des Vermeidungsverhaltens ... 103

23 Das Gedankenexperiment ... 109

24 Exposition ... 115

25 Was man sonst noch gegen Ängste tun kann ... 119

26 Stressbewältigung gegen Ängste ... 121

27 Entspannungsverfahren und Achtsamkeit gegen Ängste ... 125

28 Üben, üben, üben – die Zeit nach der Therapie ... 129

29 Selbsthilfe und Angehörige ... 133

30 Zusammenfassung ... 137

Abbildungsverzeichnis

Abbildungen 1–9, 11, 18, 19, 21–23	Elisabeth Deim, Dresden
Abbildungen 10, 12–17, 20	Stefan Dangl, München
Abbildung 24	Dr. med. Daniel Illy, Berlin

KAPITEL

1 Eine Einführung

Angsterkrankungen zählen zu den häufigsten psychischen Erkrankungen. Angst ist ein Gefühl, das jeder kennt. Es erfüllt eine wichtige Schutzfunktion in unserem Körper und warnt vor potenziellen Gefahren. Die Grenze zwischen normaler Angst und einer beginnenden Angsterkrankung ist nicht immer scharf zu ziehen. Das führt dazu, dass manche Betroffene ihr Leiden und ihre damit verbundenen Einschränkungen im Alltag hinnehmen und die Möglichkeit, eine Angsterkrankung zu haben, gar nicht erst in Betracht ziehen. Dadurch entgehen sie der Möglichkeit ihre Angsterkrankung mit professioneller Unterstützung zu behandeln. Einmal diagnostiziert und mit Hilfe von Psychotherapie und eventuell medikamentöser Unterstützung therapiert, haben die meisten Angsterkrankungen eine sehr gute Prognose.

Verschiedene Arten von Angsterkrankungen

Es gibt **verschiedene Angsterkrankungen,** die sich jeweils in der Form ihres Auftretens unterscheiden. Eine Hundephobie äußert sich beispielsweise dadurch, dass jemand Angst vor Hunden hat und den Kontakt mit ihnen meidet. Fällt der Auslöser, in diesem Fall also der Hund weg, dann besteht meist keine Angst. Es kann dennoch sinnvoll sein, eine solche Phobie psychotherapeutisch zu behandeln. Meist deutlich einschränkender im Alltag ist eine sogenannte generalisierte Angststörung. Hierbei hat der Betroffene große Ängste, dass ihm selbst oder nahestehenden Personen etwas Gefährliches geschehen könnte. Im Unterschied zur Hundephobie gibt es auf den ersten Blick keinen klaren Auslöser. In ➤ Kapitel 4 über die Diagnostik von Angsterkrankungen werden die unterschiedlichen Formen detaillierter besprochen. Allen gemeinsam ist die Tatsache, dass das eigentlich normale Gefühl Angst einen krankmachenden Stellenwert im Gefühlsleben des Betroffenen erhält.

Fasst man alle Formen zusammen, leiden schätzungsweise etwa 5 % der Weltbevölkerung an einer gegenwärtig bestehenden Angsterkrankung[1]. Auf die Lebenszeit umgerechnet bedeutet dies, dass etwa 20 % aller Personen im Laufe ihres Lebens eine Angsterkrankung entwickeln werden. Es ist jedoch anzumerken, dass gerade die am Beispiel der Hundephobie besprochenen Ängste, die eher weniger Einschränkungen im Alltag verursachen, häufig gar nicht erfasst werden und die Zahl der Betroffenen vermutlich sehr viel höher liegt. Diese Einschränkung des Alltags entscheidet letztlich auch, wann eine

---

[1] T. Vos, S. Flaxman et al.: Years lived with disability (YLDs) for 1,160 sequelae of 289 diseases and injuries 1990–2010: a systematic analysis for the Global Burden of Disease Study 2010. Lancet. 2012. (9859): 2163–96.

Angst als Angsterkrankung zu werten ist. Prinzipiell kann jede Altersgruppe betroffen sein – vom Kleinkind bis zum Greis –, wobei Frauen etwa doppelt so häufig erkranken wie Männer.

Wenn Ängste den Alltag bestimmen

Als Arzt und Psychotherapeut habe ich täglich mit vielen angsterkrankten Menschen zu tun. Die meisten Angstpatienten kommen in die Behandlung, weil ihre Ängste mit zunehmender Dauer der Erkrankung immer mehr **den Alltag bestimmen.** Jemand der beispielsweise Ängste davor hat, den öffentlichen Nahverkehr zu nutzten, meidet meist schrittweise Verkehrsmittel. Zunächst ist es nur die volle S-Bahn zur Feierabendzeit, später weitet sich die Angst jedoch auf einen leeren Bus aus. Konnte man als Außenstehender noch nachvollziehbare Gründe finden, eine so volle S-Bahn nicht zu nutzen, so fällt das beim leeren Bus schon schwerer. Eventuell wird der Betroffene bald gar nicht mehr vor die Tür gehen und sich immer weiter zurückziehen. Die Angst hat ihn fest im Griff. Der Betroffene spürt starke körperliche Symptome, wenn er sich der angstmachenden Situation aussetzt, fühlt und denkt ängstlich und handelt dementsprechend. Gerade durch falsches Verhalten begibt er sich damit in eine Art Teufelskreis. An dieser Stelle setzt die Psychotherapie an.

Aufbau des Buchs

Die diesem Ratgeber zugrunde liegende Therapieform der **Verhaltenstherapie** verändert fehlerhaftes und damit angstaufrechterhaltendes Verhalten. Dabei kommt es vor allem auf Ihre Mitarbeit an. Jedes Kapitel beinhaltet daher eine oder mehrere praktische Aufgaben. Das Buch ist in 30 kurze Kapitel unterteilt, sodass Sie idealerweise ein Kapitel am Tag lesen und entsprechend bearbeiten können. Das Buch kann und soll keine intensive Psychotherapie ersetzen. Es soll aber den Anstoß dazu geben, sich seinen Ängsten zu stellen, und Betroffene umfassend über die Erkrankung informieren. In den folgenden Kapiteln werden daher alle Aspekte von Angsterkrankungen beleuchtet. Dieses Buch richtet sich nicht nur an angsterkrankte Patienten und deren Angehörige. Es liefert dem ein oder anderen vielleicht auch Klarheit bezüglich der Frage, ob die erlebten Ängste noch normal sind oder ob bereits eine behandlungsbedürftige Erkrankung besteht. Es soll auch jenen informativ und kurzweilig sein, die sich noch nie mit dem Thema der Angsterkrankungen beschäftigt haben.

Dieser Ratgeber steht in der Tradition des im Juni 2015 veröffentlichen Buchs „Ratgeber Depression: Hilfe für den Alltag“. Erneut habe ich auch bei diesem Buch auf eine allzu wissenschaftliche Darstellung zugunsten der Alltagstauglichkeit verzichtet. Zur besseren Lesbarkeit wurde zudem bewusst auf die Nennung beider Geschlechter verzichtet. Ein Therapeut ist in diesem Buch daher auch immer eine Therapeutin und eine Patientin kann auch ein Patient sein. Der Inhalt stützt sich zu großen Teilen auf meine persönlichen Erfahrungen und soll Sie umfassend über das Thema Angsterkrankungen informieren. Wie der Titel bereits verrät, soll das Buch nicht zuletzt durch seine praktischen Übungen auch Veränderungen bewirken. Die Kapitel folgen dabei einem **verhaltenstherapeutisch orientierten Behandlungsschema** zur Therapie von Angsterkrankungen. Das bedeutet, dass ich mit meinen Therapiepatienten ähnliche Übungen durchführe und Sie deshalb an dieser Stelle vorab ermutigen möchte, mir mithilfe dieses Buchs zu folgen. Nach der Lektüre werden Sie Angsterkrankungen mit anderen Augen sehen und im Idealfall bereits einen großen Schritt in Richtung Angstfreiheit unternommen haben.

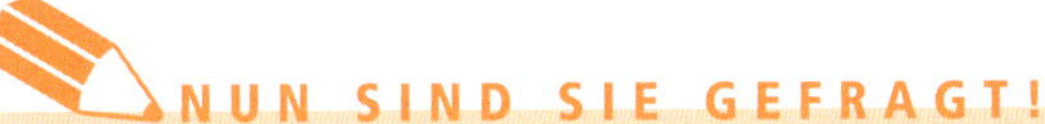

NUN SIND SIE GEFRAGT!

Welche Fragen haben Sie vorab an dieses Buch? Schreiben Sie auf, was Ihnen besonders wichtig ist zu erfahren. Was wissen Sie bereits über Angsterkrankungen? Am Ende dieses Ratgebers werden Sie Ihre Fragen noch einmal durchgehen und Ihren Lerneffekt vergleichen.

KAPITEL

2 Angst – ein Gefühl, das jeder kennt

Angst ist überlebensnotwendig

Jeder Mensch kennt das Gefühl von Angst. Auch der Mutigste wird zugeben müssen, schon einmal Angst gehabt zu haben. Angst ist eine ganz normale Reaktion des Körpers und zählt gewissermaßen zu unserer emotionalen Grundausstattung, ebenso wie Freude. Angst hat eine sehr wichtige Funktion: **Sie sichert das Überleben.** Angst tritt immer dann auf, wenn wir uns bedroht fühlen, sei es durch einen drohenden Unfall oder einen unheimlichen Film im Kino.

Während wir im Kino zumeist freiwillig sitzen, die Angst also gewissermaßen bewusst suchen (auch wenn wir das während des Films vielleicht bereits bitter bereuen), wird die Schutzfunktion von Angst in überraschenden Situationen am Beispiel eines drohenden Unfalls am besten deutlich. Stellen Sie sich vor, Sie würden die Straße überqueren wollen und ein abbiegendes Auto scheint Sie nicht zu sehen und droht Sie anzufahren. Von einer Sekunde auf die andere geraten Sie in Gefahr. Die nun einsetzende Angst stellt gewissermaßen eine **Alarmfunktion des Körpers** dar. Sie rüttelt wach und hilft, schnell reagieren zu können, indem wir vor der drohenden Gefahr fliehen und uns mit einem beherzten Sprung in Sicherheit begeben.

Reaktionen des Organismus

Erreicht wird dies durch die plötzliche **Ausschüttung des Stresshormons Adrenalin** in den Blutkreislauf. In der Folge stellt der Organismus die Blutversorgung so um, dass das Blut vor allem dort hingeleitet wird, wo es jetzt benötigt wird, zum Beispiel wird alle verfügbare Energie in der Beinmuskulatur gebraucht, um den Sprung in Sicherheit schaffen zu können. Der Herzschlag beschleunigt sich, der Blutdruck steigt. Auf diese Weise gelangt mehr Blut und damit mehr Sauerstoff und Energie in die Muskeln. Um mehr Sauerstoff aufzunehmen, atmen wir zudem schneller. Aktuell unwichtige Funktionen des Körpers werden heruntergeschraubt, beispielsweise ist es nun völlig egal, ob das eben eingenommene Mittagessen weiter verdaut wird oder nicht. Die Haut wird aufgrund der Umleitung von Blut blass und kalt, wir fangen an zu schwitzen. Die Aufmerksamkeit wird vollends auf die drohende Gefahr gelenkt. Ist die Gefahr vorüber und wir sind dem Auto erfolgreich ausgewichen, lässt die Angst rasch nach. Die körperlichen Veränderungen werden wieder rückgängig gemacht. Das Herz schlägt wieder normal schnell, der Blutdruck sinkt und die Haut wird wieder rosig. Vielleicht sitzt einem noch kurzzeitig der Schreck in den Gliedern, aber spätestens nach einigen Minuten ist man wieder ganz entspannt.

Angst ist evolutionär sinnvoll

Dieser Ablauf ist aus biologischer Sicht ein wichtiges Merkmal von Menschen und vielen Tierarten. Angstreaktionen haben dazu geführt, dass der Mensch

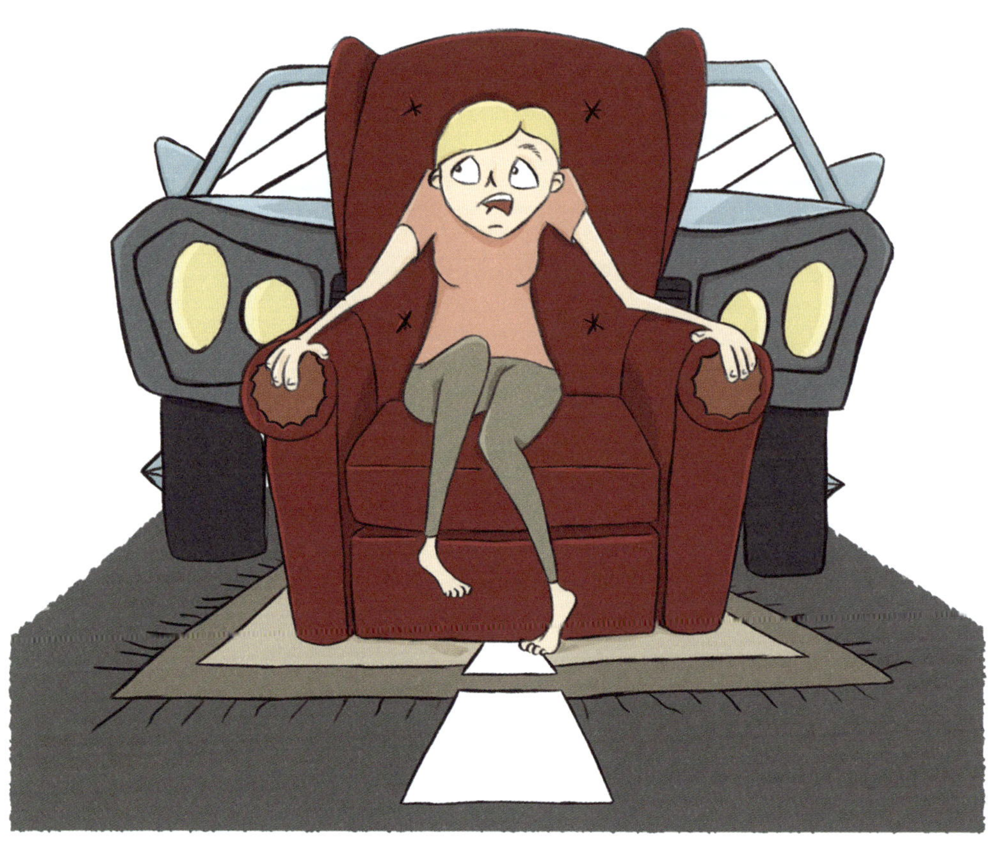

Abb. 1 Wenn Ängste den Alltag übernehmen

in zahlreichen Schritten der Evolution überlebt hat. Der Steinzeitmensch auf der Jagd, der plötzlich einem wütenden Mammut gegenüberstand, brauchte die Angstreaktion als wichtigen Taktgeber für nachfolgende Handlungen. **Kämpfen oder Fliehen** lautete die Devise. Für beides sind die beschriebenen körperlichen Anpassungen notwendig. Und auch heute noch gibt es zahlreiche Situationen, in denen wir kämpfen oder fliehen. Der Körper bewertet dabei durch die Angst aktiviert jede Situation neu. Gegen das herannahende Auto zu kämpfen ist wenig sinnvoll, wir fliehen lieber durch den rettenden Sprung zur Seite.

Doch wie können andere angstauslösende Situationen aussehen? Finden sich eventuell **Beispiele** aus unserer Vergangenheit? Vielleicht auf dem Schulhof, als Sie der Junge aus der Nachbarklasse bedroht hat? Hier meldete der Körper zurück, dass ein Kampf durchaus machbar wäre und in der Situation die beste Lösung darstellte. Doch Bedrohungen müssen nicht zwangsläufig durch Personen oder Unfälle entstehen: Eine angstauslösende Klassenarbeit bekämpfte man ebenfalls lieber, natürlich mit Füller und Schreibblock statt mit Fäusten; hier wäre Fliehen sogar sehr schädlich und würde mit einer schlechten Note enden. Zudem würde Flucht als Vermeidungsverhalten unsere Angst vor Klassenarbeiten aufrechterhalten, dazu später mehr. Angst ist also nicht gleichbedeutend mit etwas Schlechtem. Im Fall der Klassenarbeit etwa sorgt eine leichte Angst auch dafür, dass man sich entsprechend sorgfältig vorbereitet und seine Leistung abrufen kann. Alle beschriebenen normalen Angstreaktionen haben eines gemeinsam: Die Angst läuft in geregelten Bahnen. Sie ist kurzzeitig vorhanden, erfüllt ihren Sinn und lässt dann wieder nach.

Angsterkrankungen beeinträchtigen den Alltag

Bei **Angsterkrankungen** hingegen können Ängste die psychische Gesundheit dauerhaft beeinflussen. Sie können den Alltag beispielsweise dadurch beeinträchtigen, dass sie auch dann auftreten, wenn gar keine offensichtliche Gefahr droht. Der Körper eines angsterkrankten Patienten befindet sich dann in höchster Alarmbereitschaft, obwohl er gerade ruhig auf dem Sofa sitzt und eben nicht vor einem Auto davonspringen muss. Die Angst hat sich im Rahmen der Erkrankung also auch auf eigentlich angstfreie Lebensbereiche ausgedehnt (➤ Abb. 1). In den nächsten Kapiteln werden verschiedene Angsterkrankungen betrachtet und gezeigt, was ein Betroffener unternehmen kann, um seine nicht natürlichen Ängste abzubauen. Die natürlichen Ängste hingegen, die soll bitte jeder behalten, sie sind überlebenswichtig.

NUN SIND SIE GEFRAGT!

Schauen Sie zurück in Ihre Biografie: In welchen Momenten haben Sie Ängste verspürt? Beschreiben Sie jeweils kurz die auslösende Situation und ob es sich aus Ihrer Sicht um eine normale oder um eine nicht normale Angstreaktion gehandelt hat (Beispiel: Angst überfahren zu werden, abbiegendes Auto hat mich nicht gesehen = normale Angstreaktion).

KAPITEL

3 Was sind Angsterkrankungen?

Wie in ➤ Kapitel 2 beschrieben, ist es entscheidend, Normalität von Erkrankung zu unterscheiden. Ein wichtiger **Hinweis auf eine Erkrankung** wurde bereits genannt: das Auftreten von Angst in objektiv nicht angstmachenden Situationen. Auch eine besonders heftige Angstreaktion kann ein Hinweis auf eine Erkrankung sein. Wenn man auf der Straße Menschen befragen würde, ob sie beispielsweise Spinnen mögen, würden wahrscheinlich einige antworten, dass sie Spinnen eklig finden und sich unwohl dabei fühlen, mit einer Spinne im gleichen Raum sein zu müssen.

Auch an dieser Stelle wird deutlich, wie sinnvoll Ängste sind. Es ist biologisch gesehen absolut sinnvoll, dass wir uns vor potenziell gefährlichen Tieren in Acht nehmen. Viele Menschen haben also eine gesunde Angst vor Spinnen, können sich aber jederzeit bewusst machen, dass Spinnen zumindest in unseren Breitengraden keine Gefahr darstellen. Beim Kontakt mit einer Spinne fühlen sie sich vielleicht kurz unwohl, aber vergessen die Angelegenheit auch nach einigen Minuten wieder.

Körperliche Symptome der Angst

Bei einem Patienten mit einer krankhaften Angst vor Spinnen hingegen führt allein der Anblick eines Fotos einer Spinne zu heftigsten Angstreaktionen. Trifft der Betroffene nun auf eine echte Spinne, treten sofort starke **körperliche Symptome** wie Herzrasen, Schwindel, Atemnot im Sinne eines Beklemmungsgefühls, eine aufsteigende Übelkeit und Kopfschmerzen auf. Diese Symptome lassen sich zwar den normalen Vorgängen zur Blutumverteilung im Rahmen einer gesunden Angstreaktion zuordnen, das kann der Betroffene in diesem Moment jedoch nicht wahrnehmen. Er spürt diese starken körperlichen Symptome und bekommt dadurch noch mehr Angst. Diese Angst wiederum wird meist durch angstmachende Gedanken und Gefühle aufrechterhalten. Am Beispiel der Spinne wäre das dann etwa die Vorstellung, von der Spinne gebissen zu werden und daran zu sterben. Der Betroffene hat das Gefühl, der Spinne ausgeliefert zu sein.

Vermeidungsverhalten hält Angsterkrankungen aufrecht

Da er in diesem Moment bereits durch die körperlichen Symptome sehr geplagt ist, nimmt die Angst durch eine Fehlbewertung weiter zu. Den Schwindel beispielsweise würde er als mögliches Zeichen eines Spinnenbisses interpretieren. Das alles geschieht automatisch und lässt sich von dem Betroffenen in der Situation nicht mehr kontrollieren. Als Reaktion kommt es neben den körperlichen Symptomen und den angstverstärkenden Gedanken und Gefühlen zu einem Fluchtverhalten. Bloß weg von der Spinne! Langfristig wird der Betroffene ein sogenanntes **Vermeidungsverhalten** aufbauen. Das heißt, er wird nach und nach Situationen, in denen er auf Spinnen treffen könnte, vermeiden. Anfangs wird er vielleicht nicht mehr in den Keller gehen und stattdessen jemand anderes schicken.

Je nachdem wie ausgeprägt sich das Vermeidungsverhalten im Verlauf entwickelt, leidet die Lebensqualität des Patienten, und das häufig unbewusst. Vielleicht geht der Betroffene irgendwann nicht mal mehr mit seinen Kindern in den Wald, aus Angst, dort auf eine Spinne zu treffen. Im Verlauf dieses Buches wird deutlich werden, dass insbesondere das Vermeidungsverhalten eine Angsterkrankung aufrechterhält. Der Patient richtet sich in seinem durch die Angst eingeschränkten Alltag ein und versucht gar nicht erst, sich der Angst zu stellen. In der Behandlung von Angsterkrankungen werden deshalb die **vier Komponenten der Angst** (körperliche Symptome, angstmachende Gedanken, angstmachende Gefühle und angstaufrechterhaltendes Verhalten) berücksichtigt und deren Verknüpfung untereinander deutlich gemacht (➤ Abb. 2).

Angstreaktionen vs. Panikattacken

Im Unterschied zur Angstreaktion aufgrund eines klar benennbaren Auslösers, in diesem Fall die Spinne, gibt es auch Angstreaktionen, die durch keinen unmittelbaren Anlass ausgelöst werden und damit der Definition einer Angstreaktion ohne tatsächlich vorhandene Bedrohung entsprechen. Solche Angstattacken werden auch als **Panikattacken** bezeichnet. Dabei kommt es plötzlich und meist für einige Minuten zu einer heftigen Angstreaktion, die sich ebenfalls in meist sehr starken körperlichen Symptomen sowie angstmachenden Gedanken und Gefühlen äußert. Da ein **klarer Auslöser fehlt** und der Betroffene somit nicht vor einer angstverursachenden Spinne davonlaufen kann, um die Situation zu beenden, werden Panikattacken als äußerst unangenehm erlebt. Betroffene fühlen sich der Panik meist hilflos ausgeliefert und vermeiden daher angstauslösende Situationen, ohne genau zu wissen welche und weshalb.

Eine zurückliegende Panikattacke während einer Busfahrt führt beispielsweise dazu, den öffentlichen Nahverkehr vollständig zu vermeiden, aus Angst, eine erneute Panikattacke zu erleiden. Das Gehirn verknüpft hier den fehlenden Auslöser für die Panikattacke mit dem Busfahren und schafft so einen Auslöser, den es künftig genau berücksichtigen wird. Folgt die nächste Panikattacke im Liegestuhl auf dem Balkon, nimmt das Gehirn vielleicht die Sonneneinstrahlung als Auslöser an. So geht das immer weiter und weiter.

Im Extremfall verlassen an einer Panikstörung leidende Patienten nur noch selten die Wohnung und nehmen notgedrungen einen großen Verlust ihrer Lebensqualität in Kauf, der größer ist als bei der Spinnenphobie. Dies ist ein weiterer wichtiger Punkt zur **Unterscheidung zwischen gesunden Ängsten und einer Angsterkrankung:** Entsteht etwa durch Einschränkungen im Alltag ein Leidensdruck mit Verlust der Lebensqualität, kann eine Behandlung sinnvoll sein. Angsterkrankungen sind sehr gut therapierbar und sollten so früh wie möglich erkannt und behandelt werden.

NUN SIND SIE GEFRAGT!

Versuchen Sie anhand des Schemas die vier Komponenten der Angst nachzuvollziehen. Schauen Sie im zweiten Schritt auf Ihre Ängste: Finden Sie Aspekte, die sich den vier Kategorien zuordnen lassen?

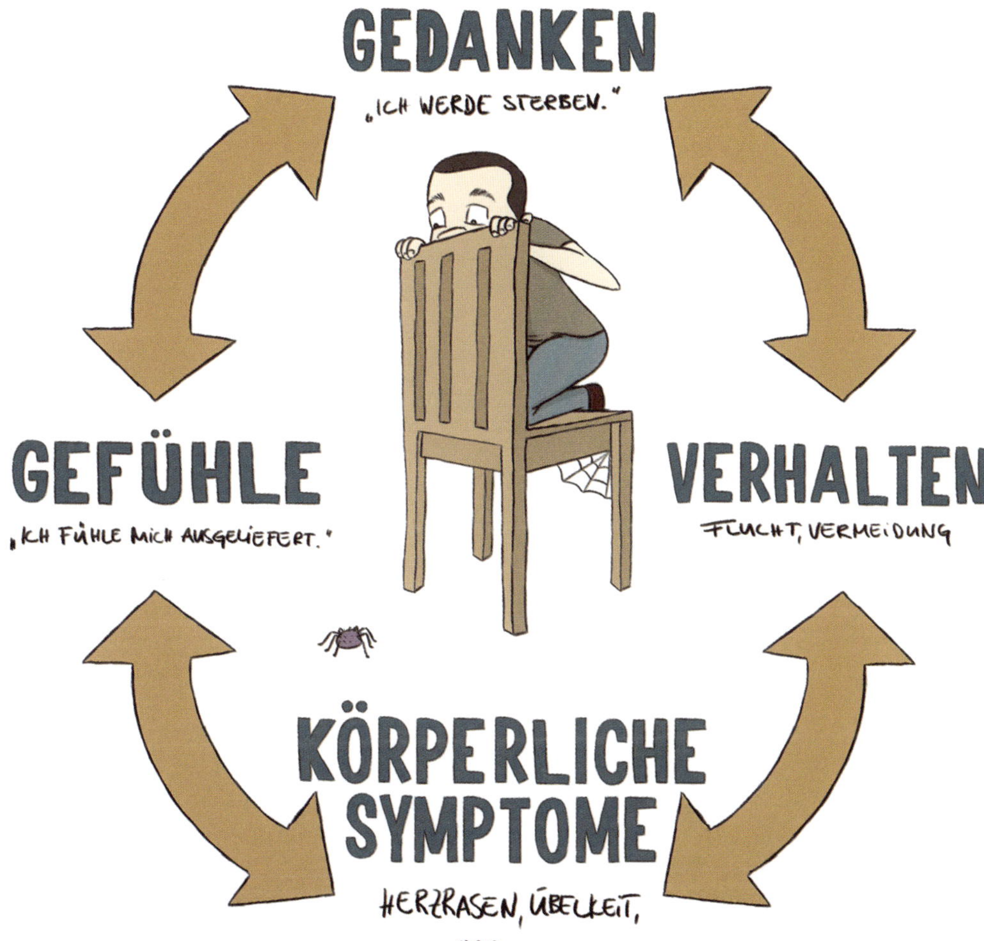

Abb. 2 Schaubild der vier Komponenten der Angst

KAPITEL 4 Diagnostische Einteilung der Angsterkrankungen

Aufgrund der vielen unterschiedlichen Erscheinungsformen von Angsterkrankungen ist am Anfang der Behandlung zunächst eine genaue Diagnostik notwendig. In Deutschland verwenden Ärzte und Psychologen zur Diagnostik psychischer wie auch anderer Erkrankungen ein Diagnosesystem, das jeder Erkrankung einen Buchstaben-Zahlen-Code zuordnet und eindeutige Kriterien festlegt. Dabei wird im Gespräch zwischen Behandler und Patient anhand verschiedener Fragen und Tests eine **Zuordnung der Ängste zu einer Erkrankungsgruppe** vorgenommen. Nicht immer lassen sich dabei exakte Grenzen ziehen und manche Patienten leiden an mehreren Angsterkrankungen zugleich, dennoch ist eine Zuordnung wichtig, um im Verlauf die richtige Therapie durchführen zu können.

Symptome können körperliche Ursachen haben ...

Entscheidend zu Beginn der Diagnosestellung ist die **Abklärung einer körperlichen Ursache** für eine Angsterkrankung. Wenn der Betroffene beispielsweise über Herzstolpern und Luftnot klagt, muss zunächst geprüft werden, ob eine Erkrankung des Herzens oder der Lunge vorliegt. Außerdem sollten weitere Organe wie beispielsweise die Schilddrüse untersucht werden. Wie bei den meisten psychiatrischen Krankheitsbildern handelt es sich auch bei Angsterkrankungen um eine sogenannte Ausschlussdiagnose. Dies besagt, dass erst dann eine psychische Ursache der Beschwerden angenommen wird, wenn alle körperlichen Ursachen ausgeschlossen worden sind. Die körperlichen Symptome sollten also zunächst als solche wahrgenommen und abgeklärt werden. Das ist mitunter aus therapeutischer Sicht kontraproduktiv, schließlich bestätigt man den Patienten so zunächst in der Annahme beispielsweise herzkrank zu sein.

... und sollten bei unauffälligen organischen Befunden unbedingt entsprechend therapeutisch aufgefangen werden

Meist findet sich in der organischen Abklärung ein unauffälliger Befund. Häufig wollen Patienten dann nicht wahrhaben, dass keine körperliche Ursache für die Beschwerden gefunden werden kann. Angstpatienten suchen deshalb häufig verschiedene Ärzte auf und holen Zweit- und Drittmeinungen ein.

Die Überweisung an das Fachgebiet der Psychiatrie wird von vielen Patienten als demütigend empfunden. „Ich bin doch nicht verrückt, ich sage Ihnen, ich habe wirklich was am Herzen, glauben Sie mir doch“, sind häufige Sätze, die ich im Erstkontakt mit Angstpatienten höre. Es erfordert viel Geduld und Einfühlungsvermögen, den Patienten im Verlauf davon zu überzeugen, körperlich gesund zu sein. Sicher, die Symptome sind unbestreitbar vorhanden und erzeugen einen Leidensdruck. Viele Patienten fühlen sich missverstanden und falsch behandelt. Die Abklärung einer organischen Ursache für die Beschwerden stellt also eine gewisse Hürde zu Beginn der Behandlung dar, schließlich liegt hier viel Potenzial für zusätzliche Ängste oder Missmut. Sie ist jedoch unverzichtbar.

Neben der häufig durch den Hausarzt durchgeführten Abklärung der Organsysteme können auch **weitergehende Untersuchungen** notwendig werden, zum Beispiel eine Bildgebung vom Gehirn oder die Entnahme von Nervenwasser zum Ausschluss einer neurologischen Erkrankung. Lässt sich keine andere Ursache für die Symptome finden, ist von einer psychischen Ursache auszugehen.

Abgrenzung gegenüber anderen Krankheitsbildern und dem Normalzustand

Im nun folgenden Schritt erfolgt die **Abgrenzung gegenüber dem Normalzustand.** Ängste und selbst Panikattacken können auch bei Gesunden vorkommen. Hier kommen erneut die bereits erwähnten Kriterien des Leidensdrucks und der Einschränkung im Alltag zum Tragen. Im zweiten Schritt erfolgt die **Abgrenzung gegenüber anderen Krankheitsbildern.** Ängste können bei vielen psychiatrischen Erkrankungen auftreten; womöglich steckt eine andere Erkrankung hinter der Symptomatik, beispielsweise eine Depression. In der Regel werden die ersten Stunden einer ambulanten Psychotherapie und auch die ersten Patientenkontakte während einer klinischen Behandlung für die Erstellung einer Diagnose verwendet. Sie liefert die Arbeitsgrundlage für den Behandler und schafft auch dem Betroffenen Klarheit, auch wenn einige Patienten einer psychiatrischen Diagnose zunächst ablehnend gegenüberstehen.

Nachfolgend möchte ich Ihnen in einem kurzen Überblick die wichtigsten Angsterkrankungen aufzeigen. Dieses doch sehr umfangreiche Thema kann in der hier notwendigen Kürze natürlich nur ansatzweise dargestellt werden. Am Ende sollen Sie einen Eindruck über das Spektrum der verschiedenen Angsterkrankungen haben.

Die nachfolgende Darstellung erfolgt in Anlehnung an das in Deutschland zurzeit gültige Diagnosesystem ICD-10[1]:

4.1 Phobien

Das Wort Phobie entstammt dem Griechischen und bedeutet Furcht. Phobien sind eine Gruppe von Erkrankungen, bei der die Angst durch bestimmte Situationen hervorgerufen wird. Meist finden sich die bereits beschriebenen **vier Komponenten der Angst:** körperliche Symptomatik wie Herzrasen oder Schwindel, angstverstärkende Gedanken wie beispielsweise Angst zu sterben, Gefühle wie das Gefühl des Ausgeliefertseins und Vermeidungsverhalten zum Bewältigen der Angst.

[1] ICD-10-GM: Systematisches Verzeichnis. Internationale statistische Klassifikation der Krankheiten und verwandter Gesundheitsprobleme, 10. Revision. Deutsche Modifikation. Herausgegeben vom Deutschen Institut für Medizinische Dokumentation und Information (DIMDI) im Auftrag des Bundesministeriums für Gesundheit (BMG) unter Beteiligung der Arbeitsgruppe ICD des Kuratoriums für Fragen der Klassifikation im Gesundheitswesen (KKG).

4.1.1 Agoraphobie

Bei der Agoraphobie haben die Betroffenen starke **Ängste vor Menschenansammlungen und öffentlichen Plätzen.** Häufig bestehen Ängste das Haus zu verlassen, den Einkauf zu erledigen oder alleine Verkehrsmittel zu benutzen. Diese Erkrankung tritt oft mit wiederkehrenden Panikattacken auf, sodass ggf. eine zusätzlich bestehende Panikstörung diagnostiziert werden kann.

Angst vor Menschenansammlungen und öffentlichen Plätzen

4.1.2 Soziale Phobien

Ein sozialphobischer Patient fürchtet sich vor sozialen Situationen. Das bedeutet, dass es ihm vor allem unangenehm ist, in Kontakt mit anderen Menschen zu treten und durch diese bewertet zu werden. Meist führt die Erkrankung zur **Vermeidung von sozialen Kontakten** und zu einem niedrigen Selbstwertgefühl. Als körperliche Symptome berichten die Betroffenen häufig schnelles Erröten, Zittern der Hände, Schwindel, ein flaues Gefühl im Magen oder den Drang, auf die Toilette gehen zu müssen. Gerade die nach außen sichtbaren Symptome wie das Zittern und Erröten oder die Sorge einzunässen verstärken die Angst vor sozialen Kontakten zusätzlich.

Angst vor sozialen Situationen

Als eine Unterform der sozialen Phobie ist wahrscheinlich die umgangssprachlich als **„Lampenfieber“** bezeichnete Angst vor öffentlichen Auftritten zu sehen. Diese Zuteilung wird im deutschen Diagnosesystem nicht berücksichtigt, wird jedoch in der Forschung diskutiert[2]. Betroffene Menschen entwickeln eine Angst vor Publikum aufzutreten, zeigen jedoch nicht das volle Symptombild einer sozialen Phobie. Betroffene können von einer psychotherapeutischen Behandlung ebenfalls profitieren.

4.1.3 Spezifische Phobien

Spezifische Phobien beziehen sich unmittelbar auf den jeweiligen Auslöser. Das kann die weitverbreitete **Angst vor Spinnen** (Arachnophobie), die **Flugangst** (Aviophobie), die **Angst vor dem Zahnarz**t (Dentophobie) oder die **Höhenangst** (Akrophobie) sein. Die Liste an spezifischen Phobien ist recht lang und beinhaltet unter anderem einige wirklich skurrile Ängste: Coulrophobie etwa bezeichnet die Angst vor Clowns; Angst vor dem Überqueren von Brücken wird als Gephyrophobie bezeichnet. Hier fällt die korrekte Aussprache schon recht schwer. Noch schlimmer wird es bei der Paraskavedekatriaphobie. Kommen Sie auf die zugrunde liegende Angst? Richtig, es handelt sich um die Angst vor Freitag dem Dreizehnten. Bei einigen Benennungen handelt es sich um Kunstbegriffe, so zum Beispiel bei der Nomophobie, welche die Angst beschreibt, ohne Mobiltelefon nicht mehr erreichbar zu sein.

Ein bestimmter Auslöser verursacht eine spezifische Phobie

[2] S. Gorges, G. W. Alpers, P. Pauli: Musical performance anxiety as a form of social anxiety? International Symposium on Performance Science. 2007. S. 1 f.

Auf entsprechenden Tagungen wird über die Aufnahme neuer Phobien in die bestehenden Diagnosesysteme diskutiert, zum Beispiel über die durchaus ernst gemeinte Arbeitsplatzphobie. In schweren Fällen führt hier bereits die bloße Vorstellung des Arbeitsplatzes zu einer Angstreaktion mit ausgeprägtem Vermeidungsverhalten, das dann auch die vermutlich halb Deutschland am Montagmorgen betreffende Unlust an den Arbeitsplatz zurückzukehren übersteigt.

Entscheidend ist, wie bei allen spezifischen Phobien, die **Abgrenzung zu anderen Krankheitsbildern.** So kann zum Beispiel eine soziale Phobie ebenfalls bewirken, dass der Betroffene nicht gerne zur Arbeit geht. Vielleicht spielen aber auch ganz andere Faktoren, wie beispielsweise eine Mobbing-Situation am Arbeitsplatz, eine Rolle. Dieses Buch wird sich auf die häufigsten Phobien beziehen, zu denen die Höhen- und Flugangst, die Angst vor Spritzen sowie Ärzten und bestimmten Tieren zählt. Die hier vorgestellten Therapiekonzepte sind jedoch auf die meisten anderen Phobien übertragbar.

4.2 Nichtphobische Angsterkrankungen

Im Unterschied zu den phobischen Angsterkrankungen beziehen sich die Ängste bei den nichtphobischen Angsterkrankungen nicht auf eine bestimmte Situation. Die bereits erwähnten Panikattacken als Ausdruck heftiger Angstreaktionen ohne erkennbare Ursache etwa gehören in diese Erkrankungsgruppe. Auch bei diesen Krankheitsbildern findet man die vier Komponenten der Angst, mit teilweise unterschiedlichen Schwerpunkten.

4.2.1 Panikstörung

Angst ohne spezifischen Auslöser

Diese Erkrankung beschreibt das Hauptsymptom bereits im Namen: Ein typisches Merkmal sind **wiederkehrende Panikattacken,** die nicht an bestimmte Situationen gekoppelt sind und sich daher nicht vorhersehen lassen. Meist hält die Panik einige Minuten lang an. Die Attacken treten sehr plötzlich auf und äußern sich meist durch starke körperliche Symptome sowie angstmachende Gedanken und Gefühle. Die Angst vor einer erneuten Panikattacke bestimmt häufig das Leben der Betroffenen.

Aufgrund des fehlenden Auslösers baut sich das Vermeidungsverhalten in der Regel immer weiter auf und kann sich auf viele Lebensbereiche ausdehnen. So werden bestimmte Orte und Situationen, in denen in der Vergangenheit Panikattacken auftraten, gemieden und im Extremfall traut sich der an einer Panikstörung leidende Patient gar nicht mehr, aus der Wohnung zu gehen. Panikattacken sind übrigens nicht beweisend für eine Panikstörung, da sie auch bei Gesunden vorkommen können oder im Rahmen anderer Angsterkrankungen auftreten. Die Diagnose wird deshalb nur vergeben, wenn die Panikattacken einen wiederkehrenden Charakter haben.

Angst- vs. Panikattacken

Eine **Anmerkung** am Rande: Um im Verlauf dieses Ratgebers nicht immer wieder zwischen Angst- und Panikattacken unterscheiden zu müssen, werden immer dann, wenn der Text beide Erkrankungen betrifft, die Bezeichnungen unter dem Begriff der Angstattacke zusammengefasst. Panik ist zwar ein sehr bildlicher Begriff, aber es wäre aufgrund der Herleitung des Begriffs falsch, ihn beispielsweise für eine reine Spinnenphobie zu verwenden, da hierfür ein konkreter Auslöser vorliegt.

Diese Unterscheidung wird auch vom ICD-10 gefordert: Eine Agoraphobie mit Panikattacken setzt sich aus einer Agoraphobie und einer zusätzlich bestehenden Panikstörung zusammen. Das mag auf den ersten Blick sehr pedantisch klingen, ist aber therapeutisch sinnvoll: Es ist wichtig zu wissen, dass Panikattacken im Rahmen einer Panikstörung keinen konkreten Auslöser haben. Da es sich bei einer Panikattacke letztlich rein von der Symptomatik her um eine sehr heftige Angstattacke handelt ist diese Zuordnung im Rahmen dieses Ratgebers aus meiner Sicht sinnvoller. Wenn Sie künftig also von einer Angstattacke lesen ist damit auch eine der Panikstörung zuzuordnende Panikattacke gemeint.

4.2.2 Generalisierte Angststörung

Allgegenwärtige Sorge um sich oder andere

Im Unterschied zu den meist für einige Minuten bestehenden Panikattacken der Panikstörung handelt es sich bei der generalisierten Angststörung um eine lang anhaltende Angst. Typisch ist ein ständiges **Grübeln über mögliche Gefahren und potenzielle Unglücke,** das sich meist um den Betroffenen selbst oder dessen Angehörige dreht. Die Themenschwerpunkte sind dabei häufig sozialer, gesundheitlicher oder finanzieller Natur. Diese Angst greift im Verlauf auf das gesamte Denken und die Gefühlswelt des Patienten über und bestimmt dessen Alltag. Die allgegenwärtige Sorge um den Partner oder die Kinder im Rahmen dieser gerne als „Sorgenkrankheit“ bezeichneten Erkrankung zeigt sich auch im Verhalten des Betroffenen. So werden beispielsweise häufige Telefonanrufe eingefordert, um die Gewissheit zu haben, dass es allen gut geht. Da die Angst meist schon länger besteht, hat sich die Familie häufig auf die Erkrankung eingestellt und sollte in die Behandlung einbezogen werden. Meist findet sich bei den Betroffenen eine ständige Unruhe und Nervosität, die je nach aktueller Situation zunehmen kann.

4.3 Angst als begleitendes Symptom

Angst als Symptom kann auch im Rahmen einer anderen Erkrankung oder Lebenssituation auftreten. In einem solchen Fall werden die vorliegenden Symptome und Umstände im Rahmen einer psychologischen Diagnostik überprüft. Je nach Schwere der Symptome kann sich die Notwendigkeit einer psychotherapeutischen und ggf. auch medikamentösen Behandlung ergeben.

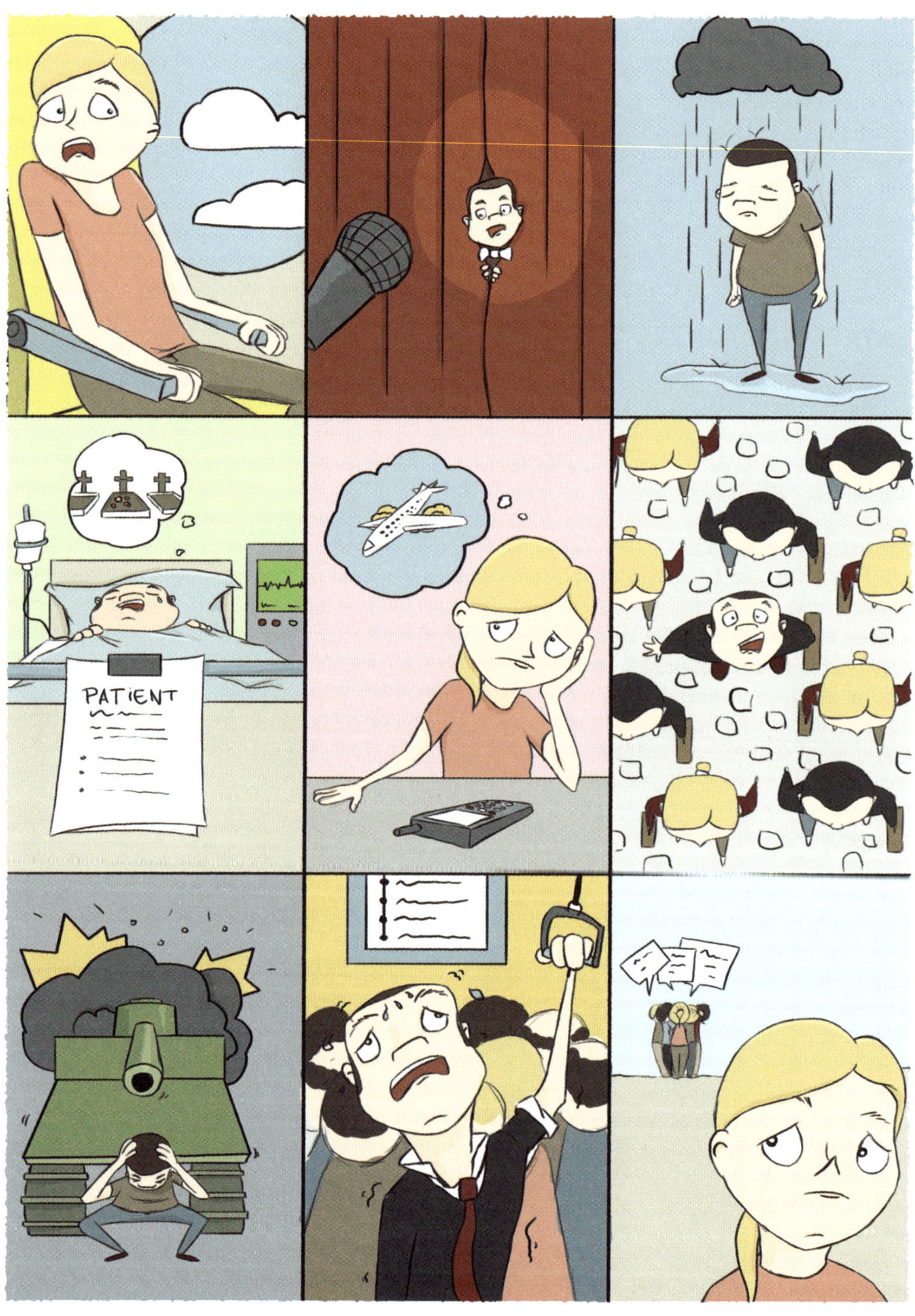

Abb. 3 Überblick über Angsterkrankungen

4.3.1 Körperliche Erkrankungen

Schwere Erkrankungen können ängstigen

Bei körperlichen Erkrankungen treten ebenfalls häufig Ängste auf, zum Beispiel bei potenziell zum Tod führenden Erkrankungen wie Krebs oder vergleichbaren Diagnosen. Häufig stehen hier **Ängste vor Schmerzen oder dem Tod** im Vordergrund. Solche Ängste sind absolut nachvollziehbar und sollten nicht unnötig „psychiatrisiert" werden. Ich wurde einige Male von ärztlichen Kollegen zu Patienten gerufen, die gerade eine schlechte Nachricht bezüglich ihrer Erkrankung erhalten haben und daraufhin depressiv und ängstlich reagierten. Dass sich nun direkt im Anschluss ein Psychiater mit ihnen unterhalten soll, macht einige der Patienten zu Recht wütend und lässt sie sich missverstanden fühlen.

Ängste vor dem Sterben zu haben bedeutet keinesfalls, an einer Angsterkrankung zu leiden. Dennoch kann eine psychotherapeutische und ggf. auch medikamentöse Behandlung im Verlauf sinnvoll werden, da körperliche Erkrankungen eine Angsterkrankung begründen können. So finden sich beispielsweise bei Patienten, die einen Herzschrittmacher erhalten haben, häufiger Angsterkrankungen im Verlauf. Die anfangs nachvollziehbare Angst, bei einem Defekt des Geräts zu sterben, kann sich ausweiten und den Alltag des Patienten beeinflussen. Hier ist eine gute Zusammenarbeit zwischen den einzelnen Fachrichtungen der Medizin gefragt, um eine optimale Versorgung des Patienten gewährleisten zu können.

4.3.2 Posttraumatische Belastungsstörung

Traumatische Ereignisse können Ängste auslösen

Die posttraumatische Belastungsstörung (PTBS) entwickelt sich nach einem traumatischen Lebensereignis und ist ebenfalls mit Ängsten assoziiert. Solche traumatischen Lebensereignisse sind beispielsweise Kriegserfahrungen, Vergewaltigung, Folter oder das Erleben von Naturkatastrophen. Hierbei entstehende Ängste äußern sich häufig in Form von Todesängsten oder Ängsten vor einem erneuten Eintreffen des Ereignisses. Typischerweise zeigt sich bei der PTBS ein **Wiedererleben des Traumas** in Form von sogenannten „Flashbacks". Das sind unkontrollierbar auftretende Erinnerungen an das Trauma, die häufig so real erscheinen, dass der Betroffene das Gefühl hat, die Situation erneut zu erleben. Aufgrund von Albträumen leiden Betroffene häufig unter Schlafstörungen. Auch bei der PTBS kommt es zu einem Vermeidungsverhalten. Obwohl Ängste auftreten, unterscheiden sich die Therapien in entscheidenden Punkten voneinander, sodass im Folgenden nicht näher auf die Behandlung der PTBS, die auf das zugrunde liegende Trauma fokussiert, eingegangen werden kann.

4.3.3 Depressionen

Depression und Angsterkrankung können sich bedingen

Depressionen und Angsterkrankungen sind häufig miteinander verbunden. Zwar treten Ängste auch bei anderen psychischen Erkrankungen auf, in der Gruppe der Depressionen bestehen jedoch die größten Überschneidungen mit den Angsterkrankungen. Beim Krankheitsbild der Depression stehen eine niedergedrückte Stimmung und Traurigkeit, der Verlust der Möglichkeit, Freude zu empfinden, Antriebslosigkeit, emotionale Leere, ein negatives Selbstbild mit einem Gefühl der Wertlosigkeit und häufig Hoffnungslosigkeit im Vordergrund. Im Extremfall kann es zu lebensmüden Gedanken und Suizidversuchen kommen. Auch Depressionen werden von körperlichen Symptomen wie Schmerzen und Unwohlsein begleitet. Viele Patienten beklagen Schlafstörungen und fühlen sich chronisch erschöpft. Die Depression kann damit der **Wegbereiter für eine Angsterkrankung** sein. Umgekehrt kann eine anhaltende Angsterkrankung auch zu Depressionen führen. Im Rahmen der Psychotherapie ist daher eine gemeinsame Betrachtung der Krankheitsbilder sinnvoll. Aber auch bei der medikamentösen Behandlung sollte auf Überschneidungen geachtet werden. Viele Medikamente, die bei Angsterkrankungen eingesetzt werden, sind auch gegen Depressionen wirksam.

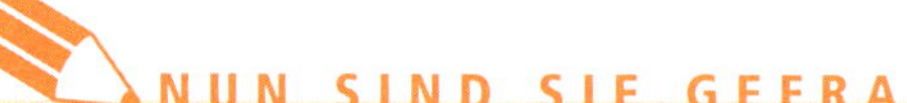

Dieses Kapitel hat Ihnen einen umfassenden Überblick über Angsterkrankungen gegeben. Versuchen Sie nun, die einzelnen Erkrankungen anhand von Schlagwörtern zu unterscheiden. Beschränken Sie sich dabei auf die wesentlichen Merkmale der jeweiligen Erkrankung (Beispiel: generalisierte Angststörung = Sorgen). Falls möglich, halten Sie ihrem Partner, einem Freund oder Bekannten einen kurzen Vortrag über Angsterkrankungen, um so zum Experten zu werden. Hilfestellung bietet die Illustration (➤ Abb. 3).

KAPITEL

5 Der Teufelskreis der Angst

Der Teufelskreis

In ➤ Kapitel 3 wurden bereits die vier Komponenten der Angst dargestellt. Es wurde gezeigt, dass körperliche Symptome, angstmachende Gedanken, angstmachende Gefühle und angstaufrechterhaltendes Verhalten miteinander verbunden sind und sich gegenseitig beeinflussen können. Diese Verknüpfungen werden im Folgenden genauer betrachtet. Man spricht dabei auch vom Teufelskreis der Angst.

Einstieg in den Teufelskreis

Der Begriff wurde gewählt, weil sich die einzelnen Komponenten untereinander derart beeinflussen, dass die Angst zumeist verstärkt wird. Selbst Strategien des Betroffenen, der Angst zu entfliehen, führen durch ein Vermeidungsverhalten zu einer Zunahme von Angst. Den Teufelskreis der Angst zu verstehen, ist der erste Schritt ihn zu durchbrechen. Nähern wir uns ihm am besten in Form eines Beispiels an: Als **Auslöser** finden sich entweder körperliche Symptome, angstmachende Gedanken oder angstmachende Gefühle. Da sich alle drei Kategorien gegenseitig beeinflussen, fällt es rückblickend oft schwer, den entscheidenden Auslöser festzumachen. Zudem gibt es Unterschiede, je nach zugrunde liegender Angsterkrankung: Bei der generalisierten Angststörung etwa ist der Auslöser meist ein Gedanke und bei der Panikstörung können typische Körpersymptome fehlen. Es ist wichtig, sich klar zu machen, dass der Einstieg in den Angstkreislauf prinzipiell an jeder Stelle erfolgen kann.

Beispiel

Im Beispiel geht es um die Angst vor dem **plötzlichen Herztod.** Der **Auslöser** ist hierbei häufig ein körperliches Symptom, daher soll eine kleine Beschleunigung des Herzschlags als Auslöser dienen. Diese kurzzeitige Beschleunigung des Herzschlags ist ganz normal und an und für sich nichts Ungewöhnliches. Das Herz schlägt nicht vierundzwanzig Stunden am Tag wie ein Uhrwerk. Auch herzgesunde Menschen etwa haben ab und zu einen Herzschlag außerhalb des normalen Rhythmus. Vielleicht ist man aber auch gerade die Treppe nach oben gelaufen und das Herz schlägt deswegen schneller? Machen wir uns also zunächst klar, dass das auslösende Ereignis ein völlig normaler Vorgang ist. Was macht diesen normalen Vorgang nun zu einem Auslöser für den Teufelskreis der Angst?

Der Beginn des Teufelskreises

Im nächsten Schritt nimmt man den schnelleren Herzschlag wahr und gibt ihm eine **Bedeutung.** Und damit beginnt der Teufelskreis. Ein nicht an einer Angsterkrankung leidender Mensch würde dem zusätzlichen Herzschlag keine große Bedeutung beimessen. Er würde ihn als das abtun, was er ist: ein normaler Vorgang. Ein Angstpatient jedoch würde diesen zusätzlichen Herzschlag als Zeichen eines Herzinfarkts werten. Stellt man sich also den schnel-

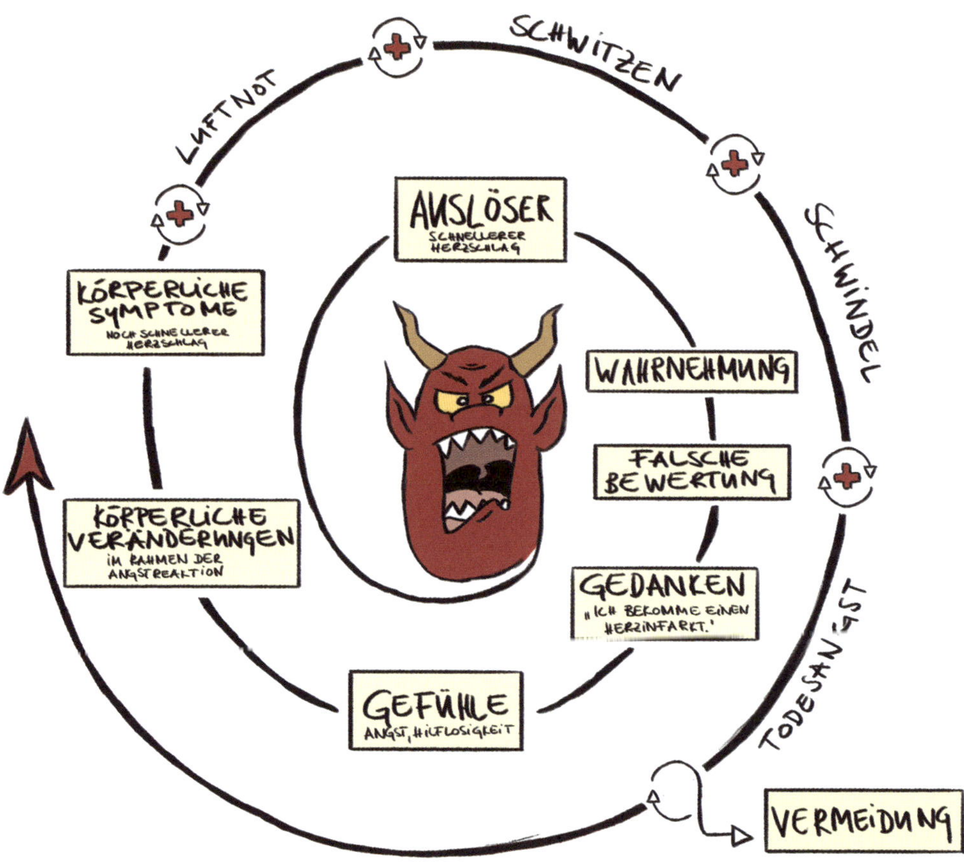

Abb. 4 Teufelskreis der Angst

leren Herzschlag und die daran geknüpfte Bewertung, dass dies das Zeichen eines Herzinfarkts ist, vor, dann ist der weitere Verlauf im Teufelskreis nachvollziehbar: Man bekommt noch mehr Angst. Der aufgrund dieser Fehldeutung entstehende Gedanke „Ich bekomme einen Herzinfarkt" ist nun absolut bestimmend. Klares Denken ist nicht mehr möglich.

Angstmachende Gefühle treten auf

Mit den angstmachenden Gedanken stellen sich auch **angstmachende Gefühle** ein. Man fühlt sich ängstlich und hilflos. Und nun kommt die entscheidende Stelle des Teufelskreises: Die nun, im Unterschied zum nicht vorhandenen Herzinfarkt, wirklich vorhandene Angst bewirkt weitere körperliche Veränderungen. Wie bereits gezeigt, kommt es im Rahmen einer Angstreaktion zu einer Umverteilung des Bluts. Diese eigentlich normalen Reaktionen des Körpers bewirken jetzt jedoch, dass der Teufelskreis wieder von vorn beginnt. Durch die zusätzliche Angst kommt es jetzt beispielsweise zu einem noch schnelleren Herzschlag. Und wie wird ein Angstpatient diesen noch schnelleren Herzschlag nun deuten? Klar: „Das ist jetzt auf jeden Fall ein Herzinfarkt! Da haben den Beweis!". Das erzeugt noch mehr Angst, die wiederum weitere Symptome hervorruft. Mit jeder neuen Umdrehung im Teufelskreis steigert sich die Angst daher und es kommen immer neue Symptome hinzu: Luftnot, Schwitzen und Schwindel beispielsweise. Und jedes Mal sorgt dies für noch mehr Angst, der Kreislauf kann sich bis zur Todesangst steigern. Mit jeder neuen Runde im Teufelskreis nimmt die Angst zu, bis man es irgendwann nicht mehr aushält.

Vermeidungsstrategien greifen

Nun greifen die selbst erwählten **Vermeidungsstrategien.** Die unterscheiden sich von Mensch zu Mensch, haben jedoch gemeinsam, dass sie die Angst vorläufig reduzieren und damit Erleichterung verschaffen. Das kann ein Weglaufen aus der Situation sein, die aktuell Angst bereitet, das kann eine Vermeidung zukünftiger Situationen sein, die der aktuellen angstauslösenden Situation ähnlich waren. Sollte jemanden die im Beispiel genannte Angst, einen Herzinfarkt erlitten zu haben, zum Beispiel in einem Bus ereilen, dann wird er den Bus wahrscheinlich vorzeitig verlassen um die Situation abzubrechen. Allein die frische Luft und die neue Situation außerhalb des Busses sorgen häufig dafür, dass die Angst etwas nachlässt. Das Gehirn zieht dann leider automatisch den Rückschluss, dass die Busfahrt ursächlich für die Angst sei. Um nicht wieder in eine so unangenehme und angsterfüllte Situation zu geraten, werden Busfahrten in Zukunft vermieden.

Das Problem bei Vermeidungsverhalten

Das Problem dabei: **Vermeidung** lässt den Teufelskreis leider nicht verschwinden. Irgendwann wird man in einer anderen Situation wieder einen schnelleren Herzschlag bemerken und die Angst beginnt von Neuem. Diesmal vielleicht beim Einkaufen oder im Park. Durch erneutes Vermeidungsverhalten nimmt man dann Stück für Stück weniger Lebensqualität in Kauf. Damit es nicht so weit kommt, sollte man Ängste im Rahmen einer Psychotherapie oder auch schon durch die Lektüre dieses Ratgebers bekämpfen. Die Spirale des Teufelskreises erscheint sehr mächtig, mit einigen wenigen Tricks kann man sie jedoch bekämpfen. Den ersten Schritt dazu haben wir bereits getan. Wir haben verstanden, dass es ein Teufelskreis ist.

NUN SIND SIE GEFRAGT!

Erstellen Sie nun Ihren eigenen Teufelskreis der Angst anhand eines persönlichen Beispiels. Es sollte eine starke und für Sie unangenehme Angstsituation sein. Prüfen Sie zuerst, wie die Angst begann. Waren, wie im Beispiel, zuerst körperliche Symptome vorhanden, die im Anschluss angstmachende Gedanken und Gefühle verursacht haben? Oder war es vielleicht umgekehrt? Nutzten Sie das illustrierte Beispiel als Vorlage (➤ Abb. 4).

KAPITEL

6 Entstehung einer Angsterkrankung

Multiple Faktoren bedingen eine Angsterkrankung

Die Wissenschaft nimmt derzeit an, dass **viele Faktoren** die Entstehung einer Angsterkrankung bedingen. Diese, zugegeben doch sehr unkonkrete, Aussage beschreibt, dass es *den* einen Auslöser für Angsterkrankungen, wie für psychische Erkrankungen allgemein, nicht gibt. In der Tat ist es wesentlich einfacher, beispielsweise die Ursachen einer Blasenentzündung zu erklären. Die Blase wird von Bakterien besiedelt und entzündet sich daraufhin. Nach Feststellung der Erkrankung wird das passende Medikament gegeben und die Entzündung geht zurück, auch wenn es natürlich auch bei Blasenentzündungen gewisse Besonderheiten zu beachten gibt. Das Beispiel mag etwas überspitzt dargestellt sein, dennoch verdeutlicht es, dass es bei psychiatrischen Erkrankungen ungleich schwieriger ist, die Ursachen festzustellen.

Organische Erkrankungen sind häufig schlüssig zu erklären

Warum entwickelt ein gesunder Mensch auf einmal eine Angsterkrankung? Warum hat der eine Angst vor Spinnen und der andere vor dem U-Bahn-Fahren? Anders als bei vielen körperlichen Erkrankungen lässt sich die **Frage nach den Ursachen** einer Angsterkrankung nicht in wenigen Sätzen zusammenfassen. Das sorgt häufig für Misstrauen aufseiten der Patienten. Zum Beispiel, wenn ein angsterkrankter Mensch annimmt, herzkrank zu sein. Der von ihm aufgesuchte Arzt vermutet nach umfangreicher organischer Abklärung, die Symptome seien psychisch bedingt, und überweist den Patienten in die psychiatrische Weiterbehandlung. Auf Nachfrage des Patienten, warum jetzt eine psychische Erkrankung im Raum stehe und ob sich der Arzt auch ganz sicher sei, dass das Herz in Ordnung ist, kann dieser keine allumfassende Argumentationskette für seine Vermutung liefern.

Patienten erhoffen sich Antworten von ihrem Arzt. Am Beispiel der Blasenentzündung etwa will der Betroffene hören, dass das Brennen beim Wasserlassen von einem Bakterium verursacht wird. So kann er akzeptieren ein Antibiotikum einzunehmen, um es entsprechend zu bekämpfen. Vielleicht beruhigt ihn auch die Tatsache, dass das Brennen etwas vergleichbar Harmloses ist.

Psychische Erkrankungen sind meist komplexer

Bei psychischen Erkrankungen und im Besonderen bei Angsterkrankungen ist die Frage nach den Ursachen nicht immer einfach zu beantworten. Die alles erklärende Antwort wird der betroffene Patient nicht erhalten. Das menschliche Gehirn ist derart komplex, dass heute nur ein Bruchteil seiner Funktionen erklärt werden kann. Man kann aber Vermutungen äußern und aufgrund von Rückschlüssen bei vergleichbaren Fällen und deren Verläufen Empfehlungen aussprechen. Im Rahmen der Diagnostik einer Angsterkrankung werden mögliche Ursachen ermittelt und am Ende entsteht ein recht vollständiges Bild.

Grundängstlichkeit ist Teil der Persönlichkeit

Zunächst ist wieder zu betonen, dass Angst ein ganz normales Gefühl ist. So wie es Menschen gibt, die schon alle Extremsportarten ausprobiert haben und jedes Wochenende von einer anderen Brücke Bungee-Springen gehen, gibt es eben ängstlichere Menschen, die das Wochenende lieber mit Stricken und Brettspielen verbringen. Wir alle haben eine unterschiedlich hohe **Grundängstlichkeit,** die Teil unserer Persönlichkeit ist. Und wer kennt sie nicht in der eigenen Familie? Die sogenannten Angsthasen, die sich meist im Hintergrund halten, wenn es in irgendeiner Art und Weise gefährlich wird und zum Beispiel der Grill beim Familienfest in Flammen aufgeht? Eine ängstliche Persönlichkeit zu haben bedeutet nicht automatisch, eine Angsterkrankung zu bekommen.

Lernen am Modell

Die ängstliche Grundausstattung wird zum Teil vererbt. Das erklärt die Tatsache, dass es Familien gibt, in denen mehrere Personen an einer Angsterkrankung leiden. Die Genetik ist allerdings nicht der alles entscheidende Faktor, denn es gibt kein Angst-Gen, das jemanden automatisch erkranken lässt, wenn er es vererbt bekommt. Vielmehr wird die **Anfälligkeit** gegenüber Angsterkrankungen **vererbt.**

Viel entscheidender scheint im Falle einer familiären Häufung von Angsterkrankungen jedoch ein sogenanntes **Lernen am Modell** zu sein. Eine ängstliche Mutter wird ihrem Kind nicht erlauben, etwas potenziell Gefährliches zu unternehmen. Während andere Kinder beispielsweise auf Bäume klettern, wird das Kind einer ängstlichen Mutter von dieser lernen, dass dies zu gefährlich ist. Es hat vielleicht erlebt, dass es auf einen Baum klettern wollte, was dazu geführt hat, dass die Mutter böse geworden ist. Das Kind versteht zwar nicht, dass die Mutter sich bloß Sorgen gemacht hat, aber es möchte nicht, dass die Mutter böse wird und lässt es in Zukunft lieber bleiben. Da es nie die Erfahrung machen konnte, auf einen Baum zu klettern und dabei etwas Positives zu erleben, wird es auch später, dann ohne die Mutter, vermeiden auf Bäume zu klettern. Die ängstliche Mutter hat in diesem vereinfachten Beispiel also bewirkt, dass auch das Kind eine eher ängstliche Persönlichkeit entwickelt hat.

Ängste können konditioniert werden

Nicht nur die Grundängstlichkeit und die Gene können also das Auftreten einer Angsterkrankung bewirken: Wir Menschen sind lernende Wesen und als solche können wir auch fehlerhaft lernen. In den 1940er-Jahren entwickelte der amerikanische Psychologe Mowrer ein Modell dazu. Vereinfacht gesagt geht das Modell davon aus, dass man Ängste erlernt, indem man eigentlich neutrale Situationen mit Ängsten verknüpft, weil diese entweder zeitlich oder räumlich zusammenhängen. Dieser **Konditionierung** genannte Vorgang spielt im Alltag eine große Rolle. Als Kind lernen wir beispielsweise auf schmerzhafte Art, dass man nicht auf die heiße Herdplatte fassen sollte. Diese Verknüpfung speichern wir ab und können sie fortan das ganze Leben lang abrufen. Aus diesem Lernprozess könnte sich nun eine mögliche Angst vor scharfen Messern entwickeln, weil das Gehirn das über dem Herd an der Wand hängende Messer mit dem Schmerz, den die heiße Herdplatte verursacht hat, verknüpft hat. Die schimpfende Mutter in Verbindung mit dem gerade erkletterten Baum ist ein weiteres Beispiel dafür. Das Kind hat über einen längeren Zeitraum nicht nur eine ängstlichere Persönlichkeit entwickelt, möglicherweise entsteht hier im Rahmen eines Lernprozesses auch eine Höhenangst durch den zeitlichen Zusammenhang von erlebter Höhe und dem Schimpfen der Mutter.

Ein Teufelskreis entsteht

Das Modell liefert einen Ansatzpunkt für die Entstehung von Ängsten, kann jedoch längst nicht alle Angsterkrankungen zufriedenstellend erklären. Ansätze dieses Modells finden sich jedoch zum Beispiel im **Teufelskreis der Angst** wieder. Gerade die Verbindung von harmlosen körperlichen Veränderungen mit falschen Bewertungen lässt sich lerntheoretisch erklären. Es erklärt auch, warum ein Vermeidungsverhalten bewirkt, dass eine einmal gelernte Angst nicht mehr von selbst verschwindet: Man hat schlichtweg noch nicht gelernt, sie wieder zu verlernen.

Glaubenssätze prägen

Geprägt werden wir, das zeigt das Beispiel mit der Mutter, nicht nur durch eigene Erfahrungen, sondern auch durch Erziehung und Sozialisation. In der heutigen Leistungsgesellschaft müssen wir unbedingt funktionieren und bekommen dies schon von klein auf durch Eltern und Lehrer vermittelt. Häufig berichten mir Patienten im Verlauf der Therapie von sogenannten Glaubenssätzen in ihrer Familie. „Du darfst keine Schwäche zeigen!" oder „Du musst immer dein Bestes geben!" sind Beispiele für negative Glaubenssätze. Diese **Glaubenssätze** bewirken, dass man zu hohe Erwartungen an sich selbst richtet und damit zwangsläufig irgendwann auf die Nase fallen wird. Im Teufelskreis der Angst finden sich Glaubenssätze in Form der falschen Bewertungen wieder. Die Wahrnehmung eines schnelleren Herzschlags führt über den Glaubenssatz „Ich muss immer perfekt funktionieren!" zur Bewertung, gerade einen Infarkt erlitten zu haben. Das Problem an den Glaubenssätzen ist, dass sie manchmal schwer aufzudecken sind – dazu später mehr.

6

Verletzlichkeits-Stress-Modell

Zusammengefasst werden die bisherigen Erkenntnisse zur Entstehung von Angsterkrankungen im sogenannten **Verletzlichkeits-Stress-Modell** (➤ Abb. 5). Es wurde in den 1970er-Jahren von Zubin und Spring entwickelt und wird seitdem häufig zur Erläuterung der Ursachen von psychischen Erkrankungen verwendet. Wie im daran angelehnten illustrierten Beispiel gezeigt, werden die unterschiedlichen Grundverletzlichkeiten eines jeden Menschen durch verschiedene Schiffstypen symbolisiert. Das kleine Segelboot etwa steht für einen Menschen mit hoher Grundverletzlichkeit, der großer Frachter hingegen für jemanden mit einer niedrigen Grundverletzlichkeit. Die einzelnen Komponenten dieser Grundverletzlichkeit sind die genetische Ausstattung (gewissermaßen ein familiärer Widerstand gegenüber Angsterkrankungen, der die ängstliche Grundpersönlichkeit beeinflusst) sowie die durch Erziehung und Sozialisierung erlernten Methoden, im Alltag zu funktionieren.

Stress kann Angsterkrankungen auslösen

Die Grundverletzlichkeit wird nun, wie im täglichen Leben leider gang und gäbe, mit **Stress und Belastungen** konfrontiert. Im Beispiel ist dies durch die Gewitterwolken dargestellt. Durch Konflikte im Beruf oder in der Familie sowie handfeste Krisen nimmt die Verletzlichkeit weiter zu. Stress führt dazu, dass der Körper vermehrt Stresshormone ausschüttet, wie bei einer normalen Angstreaktion wird der Körper in Alarmbereitschaft versetzt. Adrenalin und

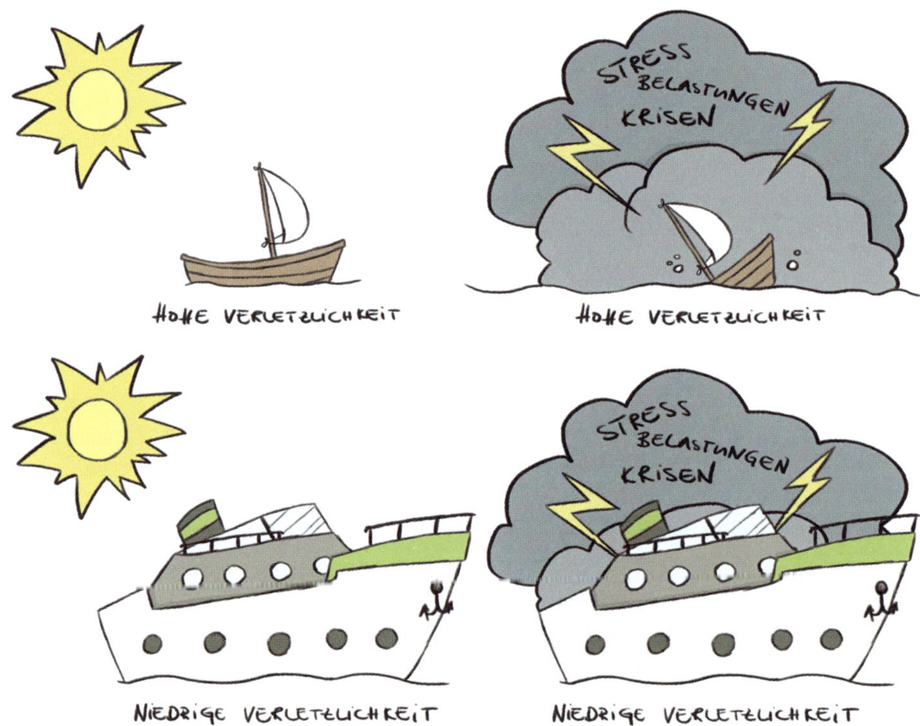

Abb. 5 Das Verletzlichkeits-Stress-Modell

andere Stresshormone sorgen dann beispielsweise für einen schnelleren Herzschlag, der wiederum im Rahmen des Teufelskreises Auslöser für eine Angstreaktion sein kann. Stress führt also unmittelbar zu körperlichen Symptomen und kann daher als wichtiger Auslöser einer Angsterkrankung definiert werden.

Entscheidend scheint aber auch chronischer Stress zu sein: Dauerbelastung beeinflusst zum einen das Immunsystem, sorgt aber auch für eine Anpassung von Stresshormonen an den erhöhten Bedarf. Der Körper zehrt sich selbst aus und wird immer verletzlicher. Überschreitet die **Verletzlichkeit** im Verlauf einen individuellen Grenzwert, kann sich eine Angsterkrankung entwickeln. Das kleine Segelboot hat bei dem heftigen Gewitter keine Chance, über Wasser zu bleiben, es sinkt. Der große Frachter hingegen wird etwas durchgeschaukelt, kommt aber ohne größere Schäden ans Ziel.

Angsterkrankungen sind behandelbar

Das Modell erklärt nicht nur die Entstehung einer Angsterkrankung, es zeigt auch sehr anschaulich, warum zwei Menschen unter der gleichen Belastung nicht zwangsläufig beide erkranken müssen. Stress haben wir schließlich alle mehr oder weniger und nicht jeder entwickelt daraufhin eine Angsterkrankung. Eine geringe Ausgangsverletzlichkeit schafft gewissermaßen eine Pufferzone nach oben. Wissenschaftlich wird dies als **Resilienz** bezeichnet, was so viel wie „abprallen" bedeutet. Ein belastendes Ereignis wird zudem von jedem Menschen unterschiedlich schwer aufgenommen. Doch das Stressmodell ist keine Einbahnstraße in Richtung Angsterkrankung: Im Rahmen einer Psychotherapie und auch anhand dieses Buches kann man beispielsweise lernen, den Gesamtstress zu verringern. Angsterkrankungen lassen sich also bereits in ihrer Entstehung effektiv behandeln.

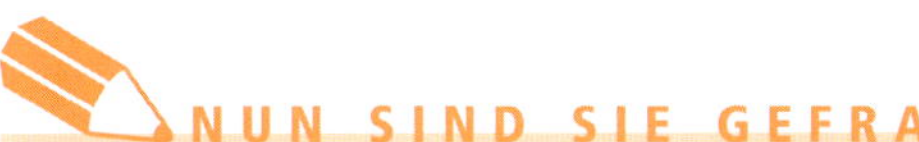

Erstellen Sie Ihr ganz persönliches Verletzlichkeits-Stress-Modell: Wie setzt sich Ihre Grundverletzlichkeit zusammen? Würden Sie sich als ängstlichen Typ bezeichnen? Erkennen Sie sich vielleicht in den geschilderten Beispielen wieder? Gibt es Angsterkrankungen in der Familie? Welche beruflichen oder privaten Faktoren sorgen bei Ihnen für zusätzliche Verletzlichkeit? Was würden Sie für sich persönlich als chronischen Stress bezeichnen? Gibt es zurzeit akuten Stress oder Belastungssituationen? Was tun Sie um Stress abzubauen? Welchem „Schiffstyp" würde Ihr persönliches Modell in der Gesamtsumme entsprechen?

KAPITEL

7 Angsterkrankungen und Suchtmittel

Ängste können eine Suchterkrankung begünstigen

Suchtmittel wie Alkohol, Medikamente und andere Drogen könnten auch als eigenständiges Thema behandelt werden. Eine Abhängigkeit von diesen Substanzen wird schließlich auch als eigenständige Erkrankung gesehen. Es gibt jedoch einige Überschneidungen zu den Angsterkrankungen, vor allem die Tatsache, dass eine Angsterkrankung eine Suchterkrankung begünstigen kann. Dabei tritt ein Effekt zutage, der in der Fachsprache **Selbstmedikation** genannt wird.

Stellen Sie sich einen **Beispielpatienten mit einer Angsterkrankung** vor: Gerade am Abend plagen ihn Ängste, er hat Schlafstörungen, weil er nicht zur Ruhe kommt. Der allabendliche Griff zur Bierflasche wirkt bei ihm angstlösend und lässt ihn einschlafen. Alkohol hat in der Tat einen angstlösenden Effekt, eignet sich jedoch aus nachvollziehbaren Gründen nicht für eine Dauertherapie: Man kann abhängig werden und der Konsum birgt auf Dauer enorme gesundheitliche Schäden. Ich erlebe es aber immer wieder, dass Patienten von Selbstmedikation berichten und beispielsweise Alkohol oder Cannabis konsumieren, um ihre Ängste oder Schlafstörungen zu therapieren. Hier voreilig zu sagen, derjenige habe überwiegend ein Suchtproblem, würde der Komplexität der Erkrankung nicht gerecht werden.

Sonderrolle der Benzodiazepine

Eine Sonderrolle bei Angsterkrankungen nimmt die Medikamentengruppe der Benzodiazepine ein. Diese Medikamente werden bei der Behandlung von Ängsten eingesetzt, jedoch manchmal auch missbräuchlich eingenommen. **Benzodiazepine** wirken angstlösend, beruhigend und schlaffördernd. Im Gehirn wirken sie hauptsächlich darüber, dass sie die Wirkung des Botenstoffs Gamma-Amino-Buttersäure (GABA) verstärken. Botenstoffe spielen eine wichtige Rolle beim Austausch von Informationen zwischen einzelnen Nervenzellen. GABA wirkt auf Nervenzellen beruhigend und baut Erregung ab. Wichtig ist die Tatsache, dass man nach der Einnahme von Benzodiazepinen für die Wirkdauer der Substanz nicht fahrtüchtig ist. Ebenso sollten keine gefährlichen Maschinen bedient werden. Bergsteigen ist ebenfalls keine gute Idee.

In der Psychiatrie werden Benzodiazepine immer dann eingesetzt, wenn Anspannungszustände und Ängste einen Patienten völlig im Griff haben. Das kann zum Beispiel bei einer akuten Lebensmüdigkeit der Fall sein oder wenn der Betreffende sehr aggressiv ist. Bei Angsterkrankungen können Benzodiazepine helfen, eine akute Angstattacke zu durchbrechen und den Patienten zu beruhigen. Sie sind jedoch aus mehreren Gründen **nicht für eine Dauertherapie geeignet.** Zum einen beheben Benzodiazepine nicht die Ursache des

Symptoms. Sie wirken dämpfend und machen einen Angstzustand erträglicher, können jedoch auf keinen Fall eine Psychotherapie oder eine spezifische medikamentöse Behandlung ersetzen. Zum anderen führt eine längerfristige Einnahme zu einer Abhängigkeit. Man unterscheidet zwischen psychischer und körperlicher Abhängigkeit, wobei beide Formen auch gemeinsam auftreten können.

Abhängigkeit von Benzodiazepinen

Die **körperliche Abhängigkeit** entsteht bei längerfristiger Einnahme von einigen Wochen bis Monaten durch eine Toleranz gegenüber dem Wirkstoff. Das bedeutet, dass der Betroffene mehr Benzodiazepine einnehmen muss, um den gleichen Effekt zu erzielen. Führt man dem Körper dann keine Benzodiazepine mehr zu, können Entzugssymptome auftreten, die teilweise sehr unangenehm für den Patienten sind. Es kommt zu einer Übererregbarkeit des Gehirns, die sich in Ängstlichkeit, Überempfindlichkeit auf Berührungen, Schmerzen, depressiver Stimmung, Zittern und Kopfschmerzen äußert. Bei der Entwicklung einer Toleranz sind auch die Höhe der Dosis und die Art des Präparats entscheidend. Manche Patienten erleben solche Symptome nach Absetzen der Substanz auch nach einer kürzeren, therapeutischen Einnahme von Benzodiazepinen, dann allerdings in schwächerer Ausprägung. In jedem Fall sollte ein Absetzen immer in kleinen Schritten erfolgen (sogenanntes Ausschleichen).

Eine **psychische Abhängigkeit** äußert sich darin, dass der Betroffene den Alltag nicht mehr ohne die Substanz meistern kann. Häufig hat er bereits Versuche unternommen, die Dosis zu reduzieren, was zu Entzugssymptomen führte. Von einer psychischen Abhängigkeit spricht man zum Beispiel, wenn Benzodiazepine, ähnlich wie andere Drogen, genommen werden, um den euphorisch machenden Effekt des Medikaments auszunutzen. Es muss jedoch nicht immer das Verlangen nach einem „Kick" als Grund vorliegen. Eine psychische Abhängigkeit ist letztlich eine Frage der persönlichen Einstellung einer Substanz gegenüber.

Nachteile einer Notfalltablette

Eine andere Art der psychischen Abhängigkeit findet sich durchaus häufig bei Angstpatienten: Viele nutzen Benzodiazepine als sogenannte **Notfalltablette,** die sie ständig bei sich tragen. Klar, wenn die Angst kommt, wird die Tablette helfen, die Symptome zu lindern. Das Problem dabei: Das Benzodiazepin ist dadurch zu einem Mittel der Vermeidung geworden. Anstatt sich der Angst zu stellen und so den Teufelskreis zu durchbrechen, bietet die simple Einnahme einer Tablette einen viel leichteren Alternativweg. Vollkommen nachvollziehbar, dass sich dann viele Angstpatienten für den vermeintlich leichteren Weg entscheiden. Bloß wird die Einnahme der Tablette auf lange Sicht nichts an den zugrunde liegenden Ängsten ändern. Ein Ziel der Psychotherapie bei Angsterkrankungen ist es daher, die Notfalltablette, wenn möglich, im Verlauf der Therapie überflüssig zu machen.

Hier besteht ein wichtiger Unterschied zu anderen Formen der Abhängigkeit. Der Angstpatient mit der Notfalltablette in der Tasche wird keine körperliche Abhängigkeit entwickeln, da er die Substanz nicht permanent einnimmt. Er

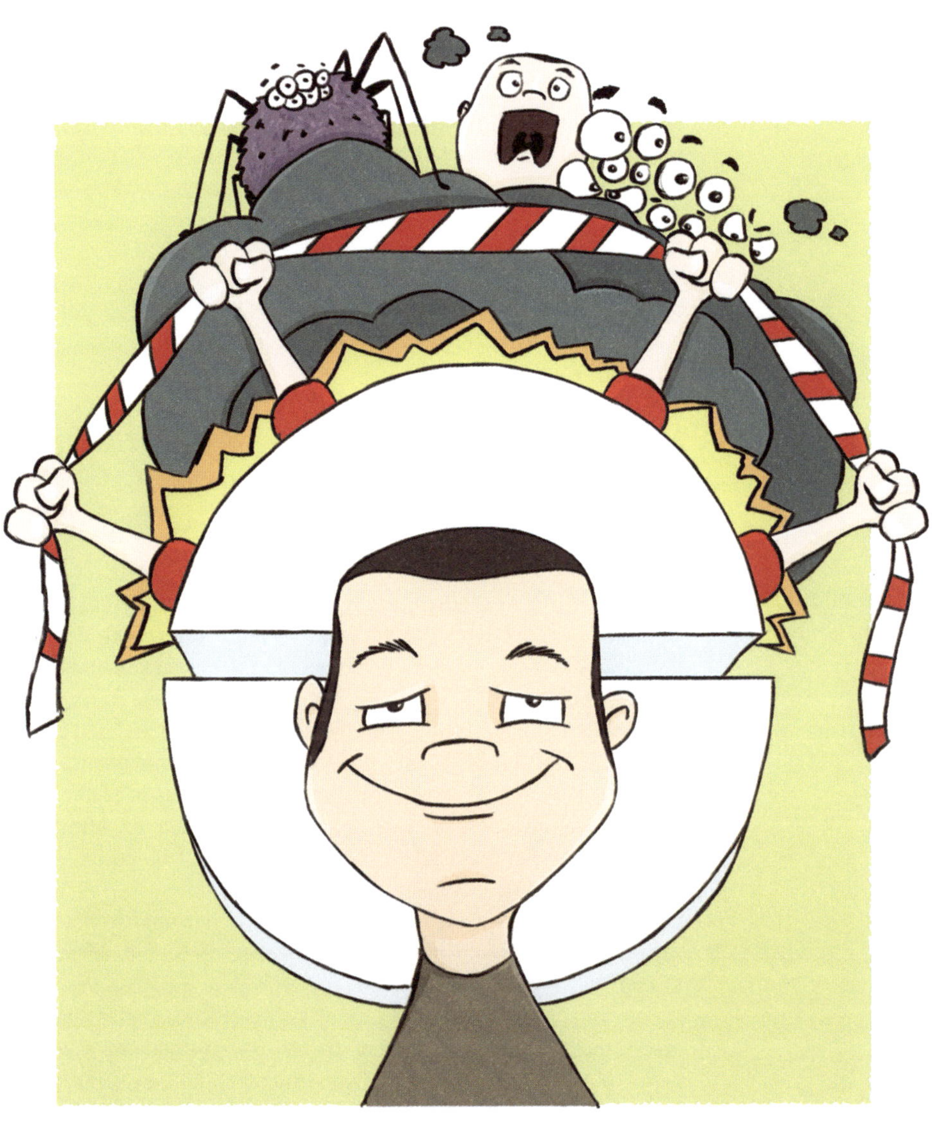

Abb. 6 Die Notfalltablette – eine trügerische Ruhe

wird deswegen auch keine Reduktionsversuche unternommen und dabei unter Entzugssymptomen gelitten haben. Man tut ihm auch Unrecht zu unterstellen, er nehme die Substanz ein, um „high" zu werden. Dennoch hat er eine **psychische Abhängigkeit** entwickelt. Er verlässt das Haus nur noch mit der Notfalltablette und kann sich ein Leben ohne diese nicht vorstellen. Hier braucht es keine Entzugsbehandlung aufgrund einer Abhängigkeitserkrankung, hier muss die Psychotherapie ansetzen, um dem Patienten klar zu machen, dass es auch ohne Notfalltablette gehen kann.

Ärzte sind an der Problematik um Benzodiazepine nicht unbeteiligt. Aufgrund des wirtschaftlichen Drucks steht immer weniger Zeit für die Patienten zur Verfügung, gerade bei niedergelassenen Ärzten. Da wird schneller ein Benzodiazepin verordnet. Eine alleinstehende ältere Dame entwickelt nach dem Tod des Ehemanns Einschlafstörungen und abendliche Ängste? Als Hausarzt würde ich ihr daraufhin wahrscheinlich auch ein Benzodiazepin-Präparat verschreiben. Das behandelt schnell die Symptome und nimmt den Leidensdruck. Sinnvoller wären hier sicherlich eine Psychotherapie und eine nicht süchtig machende Behandlung der Schlafstörungen. Bei längerer Einnahme entwickelt die Patientin nämlich sowohl eine körperliche als auch eine psychische („ohne die Pille kann ich sowieso nicht einschlafen") Abhängigkeit. Das Problem dabei: Auf eine Psychotherapie wartet die Patientin mitunter einige Monate, auf den Termin beim Facharzt einige Wochen. Was soll der Hausarzt also tun?

Wann Benzodiazepine sinnvoll sein können

Das Beispiel soll Benzodiazepine nicht verteufeln. Richtig eingesetzt sind es gute und auch notwendige Medikamente. Ein Angstpatient, der sehr angespannt und ängstlich in der Psychotherapie sitzt, wird von einer **kurzfristigen Behandlung mit Benzodiazepinen** profitieren. Diese ermöglicht es ihm, sich überhaupt erst auf die Therapie einzulassen. Bei anderen psychischen Erkrankungen sind Benzodiazepine ebenfalls nicht wegzudenken. Ein akut suizidaler Patient mit einer Depression sollte mit Benzodiazepinen behandelt werden, um ihm diese enorme Anspannung zu nehmen. Die Behandlung sollte aber immer hinsichtlich ihrer Notwendigkeit überprüft werden und zeitlich limitiert sein, um einer Abhängigkeit vorzubeugen. Bei Angstpatienten ist es zudem empfehlenswert, das Thema auch in der Psychotherapie aufzugreifen und die Problematik einer beibehaltenen Notfalltablette zu thematisieren (➤ Abb. 6).

Medikamente können also, genau wie Drogen und Alkohol, ebenfalls zu einem Problem werden. Eine bestehende **Suchterkrankung** sollte in Bezug auf die Therapie einer Angsterkrankung zuerst behandelt werden. Eine Psychotherapie ist nur dann sinnvoll, wenn der Betroffene nicht noch nebenbei Drogen konsumiert oder regelmäßig missbräuchlich Medikamente einnimmt. Hier kann eine Entzugsbehandlung notwendig werden. Für den alltäglichen Konsum von Zigaretten und Alkohol als Genussmittel hingegen gilt: Am besten so wenig wie möglich. Nikotin zum Beispiel kann durch den aktivierenden Effekt körperliche Symptome hervorrufen und damit Angstattacken auslösen. Mit Genuss hat das dann wenig zu tun.

NUN SIND SIE GEFRAGT!

Haben Sie bereits Erfahrungen mit Benzodiazepinen gesammelt? Machen Sie sich den Stellenwert dieser „Notfallpille" für sich selbst bewusst. Ist Ihnen der Mechanismus des Vermeidungsverhaltens klar geworden?

Setzen Sie sich außerdem kritisch mit Ihrem alltäglichen Suchtmittelkonsum auseinander. Welche Mittel einschließlich Zigaretten und Alkohol nehmen Sie zu sich? Wie viel davon? Worauf können Sie am ehesten verzichten? Erstellen Sie einen Plan für die nächsten Wochen und Monate. Setzen Sie sich dabei möglichst klare und realistische Ziele (Beispiel: vier Wochen ohne Alkohol und maximal zwei Zigaretten am Tag).

KAPITEL

8 Psychotherapeutische Behandlung von Angsterkrankungen

Psychotherapie als Mittel der ersten Wahl

Die Psychotherapie ist die wichtigste Säule im Behandlungskonzept einer Angsterkrankung. Während es durchaus Formen von Angsterkrankungen gibt, die nicht zwangsläufig medikamentös behandeln werden müssen, steht doch ganz klar fest: Ohne Psychotherapie lässt sich keine Angsterkrankung erfolgreich behandeln. **Psychotherapie** bezeichnet dabei all jene Verfahren, die mittels Gesprächen und entsprechenden Techniken zur Besserung einer psychischen Erkrankung führen.

In Deutschland werden die meisten Psychotherapien von niedergelassenen **Psychotherapeuten** durchgeführt. Ein Psychotherapeut hat meist Psychologie studiert und dann eine entsprechende Ausbildung zum Psychotherapeuten absolviert. Einige Therapeuten, mich eingeschlossen, haben einen ärztlichen Hintergrund. Sie haben zunächst Medizin studiert und anschließend die Ausbildung zum Psychotherapeuten begonnen. Psychotherapie ist nicht auf den ambulanten Bereich beschränkt, auch in Kliniken gibt es Psychotherapeuten. Hier wird meist eine begleitende Psychotherapie angeboten, zum Beispiel im Rahmen einer stationären Behandlung. Psychotherapeuten sind auch in Beratungsstellen und sonstigen sozialen Einrichtungen tätig. Eine klassische Psychotherapie über mehrere Monate erfolgt daher meist im ambulanten Bereich. In der Regel übernehmen die Krankenkassen nach Antragstellung durch den Therapeuten die Kosten. Nachfolgend werden die wichtigsten Therapieverfahren vorgestellt.

8.1 Verhaltenstherapie

Einzel- vs. Gruppentherapie

Die Verhaltenstherapie ist heutzutage als das **Standardverfahren** zur Behandlung von Angsterkrankungen anzusehen. Unterschieden werden Einzelvon Gruppentherapien, wobei die ambulante Psychotherapie meist als Einzeltherapie durchgeführt wird. Gruppentherapien findet man eher in Kliniken und Tageskliniken. Die Einzeltherapie ist natürlich intimer und bietet mehr Raum für die Probleme des Betroffenen, dafür fehlt das gemeinschaftliche Erleben in der Gruppe. Meist ist zu Beginn der Behandlung eine Einzeltherapie sinnvoller, um die Erkrankung in Ruhe diagnostizieren und individuelle Schwerpunkte ausmachen zu können. Der Partner, die Familie oder Freunde sollten für die Dauer der Behandlung übrigens im Wartezimmer Platz nehmen (oder noch besser: zu Hause auf den Patienten warten), in der regulären Therapiestunde sollte der Patient alleine mit dem Therapeuten sein, um frei und offen Probleme ansprechen zu können und um zu lernen, die neuen Techniken ohne Hilfe von außen umzusetzen.

Mit Verhaltensänderung Angstsymptome beeinflussen

Die Verhaltenstherapie setzt an erlerntem Fehlverhalten an. Die Komponenten der Angst und der Teufelskreis wurden bereits besprochen. Die Verhaltenstherapie bearbeitet angstmachende Gedanken, angstmachende Gefühle und angstaufrechterhaltendes Verhalten und schafft so eine **Veränderung der gesamten Angstsymptome.** Das kann beispielsweise das Ablegen von Vermeidungsverhalten sein oder die Überprüfung angstmachender Gedanken auf ihre Wahrscheinlichkeit. Diesem Buch liegt ebenfalls ein verhaltenstherapeutisches Konzept zugrunde.

Die einzelnen Kapitel spiegeln dabei den Umfang einer Therapie wider: Es geht um Aufklärung über die Erkrankung wie beispielsweise das Erkennen eines Angstkreislaufs. Das wird als **Psychoedukation,** also Förderung des Verständnisses einer Erkrankung, bezeichnet. Weiterhin geht es um den Umgang mit angstmachenden Gedanken und Gefühlen und letztlich um die Korrektur angstaufrechterhaltender Verhaltensweisen. Dazu muss der Betroffene vor allem richtige Verhaltensweisen trainieren, um zu merken, dass diese für seine psychische Gesundheit vorteilhafter sind, und die alten, krankmachenden Verhaltensweisen ablegen.

8.2 Tiefenpsychologie und Psychoanalyse

Verdrängte Gefühle wahrnehmen und Konflikte lösen

Während die Verhaltenstherapie ein recht junger Zweig der Psychotherapie ist, hat die Tiefenpsychologie eine lange Historie. Hierbei wird nach Gründen für die Angst aufgrund zurückliegender Konflikte in der Lebensgeschichte gesucht. Viele Patienten assoziieren mit diesem Therapieverfahren das Sinnbild für Psychotherapie schlechthin: Man legt sich beim Therapeuten auf die Couch. Dieses Verfahren wird als **Psychoanalyse** bezeichnet. Dabei handelt es sich um eine Therapieform, in der mithilfe der Übertragung von Gefühlen auf den Therapeuten versucht wird, verdrängte Gefühle wahrzunehmen und so Konflikte zu lösen. Diese von Sigmund Freud entwickelte Therapieform hat heutzutage an Bedeutung verloren, weil es sich um eine sehr langwierige Therapieform handelt und man Effekte oft erst nach Monaten oder Jahren bemerkt. Aus diesem Grund bevorzugen einige eine **tiefenpsychologisch fundierte Psychotherapie,** in der sich psychoanalytische Elemente wiederfinden. Diese Form der Psychotherapie arbeitet mit aktuellen Problemfeldern und ist zeitlich verkürzt.

Verfechter der Tiefenpsychologie und Psychoanalyse kritisieren an der Verhaltenstherapie die ihrer Ansicht nach zu geringe Beachtung der Ursachen einer Erkrankung. Immer wieder werden wissenschaftliche Diskussionen darüber geführt, welche Therapieform die wirkungsvollere sei. Aufgrund der praktischeren Anwendbarkeit beruft sich dieses Buch nachfolgend überwiegend auf verhaltenstherapeutische Konzepte.

8.3 Klinische Hypnose

Die klinische Hypnose vereint sowohl Elemente der Tiefenpsychologie als auch der Verhaltenstherapie. Während einer solchen Hypnose wird der Betroffene in einen **tiefen Entspannungszustand** versetzt und bearbeitet dann entsprechende Problemfelder. Diese Bearbeitung ist sehr variabel und reicht von Verhaltensveränderungen bis hin zum Aufdecken zurückliegender Konflikte. In ➤ Kapitel 11 ist dieses Verfahren ausführlich dargestellt.

8.4 Ergänzende Therapieverfahren

Musik-, Ergo- und Entspannungstherapie

Ergänzende Therapieverfahren werden vor allem im Rahmen einer klinischen oder tagesklinischen Behandlung angeboten. Unter solche Therapieverfahren fallen beispielsweise **Ergotherapie, Entspannungs- oder Musiktherapie.** Sie ergänzen die Psychotherapie und schaffen damit eine wichtige Grundlage. In der Ergotherapie sind handwerkliche Aspekte gefragt. Hier geht es um Kreativität und das Erlernen von Selbstwirksamkeit. Die Musiktherapie arbeitet mit Emotionen und der Wahrnehmung von Gefühlen. Entspannungsverfahren zur Stressreduktion haben einen sehr wichtigen Stellenwert, sie werden später ausführlicher dargestellt.

Ambulante Therapie

Eine **ambulante Psychotherapie** sollte in jedem Fall frühzeitig vereinbart werden, da Patienten mitunter mit langen Wartezeiten rechnen müssen. In der Regel kommt der Patient zur wöchentlichen Therapiestunde in die Praxis des Psychotherapeuten. Die Krankenversicherungen übernehmen zunächst die Kosten für die ersten Stunden, anschließend stellt der Psychotherapeut einen Antrag auf Fortsetzung der Behandlung und weitere Kostenerstattung durch die Krankenkasse. In der Regel gibt es hier bei Angsterkrankungen keine Schwierigkeiten. Je nach Schwere der Angsterkrankung sind im Durchschnitt 20 bis 30 Therapiestunden notwendig, sodass die meisten Therapien etwa 6 Monate in Anspruch nehmen. Das gilt jedenfalls für verhaltenstherapeutische Verfahren, wie bereits erwähnt erfordern tiefenpsychologische Therapieverfahren meist wesentlich mehr Zeit.

Der Ablauf einer Psychotherapie ist individuell verschieden und unterscheidet sich von Therapeut zu Therapeut. Am Beginn der Behandlung steht jedoch, sofern noch nicht anderweitig erfolgt, eine diagnostische Abklärung der Symptomatik. Wenn klar ist, an welcher Angsterkrankung der Patient leidet, wird die Behandlung entsprechend den **individuellen Bedürfnissen** geplant. Der eine Patient braucht mehr Aufklärung über seine Erkrankung, beim anderen stehen Übungen zur Bewältigung der Angst im Vordergrund. Auch das Ziel des Patienten wird definiert: wieder ohne Angst mit dem Bus fahren zu können, zum Beispiel. Entscheidend ist hier die Mitarbeit des Patienten, schließlich soll dieser das Gelernte im Alltag auch nach Abschluss der

Psychotherapie alleine umsetzen. Zu diesem Zweck werden üblicherweise bereits während der Psychotherapie regelmäßig Hausaufgaben aufgegeben. Nach dem Lesen dieses Ratgebers werden Sie einen umfassenden Überblick darüber haben, was Sie im Rahmen einer Psychotherapie erwartet.

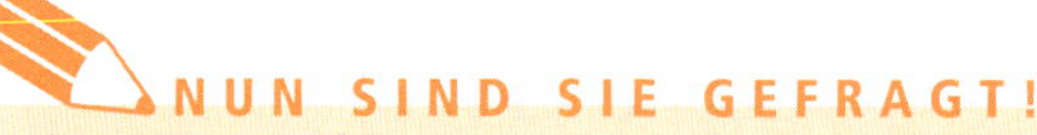

NUN SIND SIE GEFRAGT!

Haben Sie bereits Erfahrungen mit Psychotherapie gemacht oder kennen Sie Erfahrungen anderer? Wie waren Ihre bisherigen Vorstellungen von Psychotherapie? Welche neuen Informationen konnten Sie aus diesem Kapitel mitnehmen?

KAPITEL

9 Medikamentöse Behandlung von Angsterkrankungen

Die medikamentöse Behandlung von Angsterkrankungen kann die Psychotherapie unterstützen und ist bei starken Symptomen häufig notwendig, damit sich der Patient mit den Inhalten der Therapie auseinandersetzen kann. Ob Medikamente eingesetzt werden oder nicht, ist immer eine individuelle Entscheidung, die in jedem Fall zusammen mit dem Patienten durch einen mit der Therapie von psychischen Erkrankungen erfahrenen Arzt getroffen werden sollte. Entscheidend ist hierbei, wie stark der Betroffene in seinem Alltag eingeschränkt ist und inwieweit ihn die Ängste im Griff haben. Wichtig sind auch mögliche psychische Begleiterkrankungen: Da Angstpatienten häufig unter einer gleichzeitig bestehenden Depression leiden, sollte bei Behandlungsbedürftigkeit auf beide Erkrankungen Einfluss genommen werden.

Einsatz von Antidepressiva

Neben der spezifischen Behandlung der einzelnen Untergruppen von Angsterkrankungen (> Kap. 4) werden in der Therapie von Ängsten meist **Antidepressiva** eingesetzt, das heißt Medikamente, die auch bei der Behandlung von Depressionen zum Einsatz kommen. Sie haben neben der stimmungsaufhellenden Wirkung den Vorteil, dass sie auch auf Ängste wirken und deren Stärke verringern. Zudem können sie den Betroffenen mehr Antrieb geben, was sich ebenfalls positiv auf die Umsetzung der Psychotherapie auswirkt.

Botenstoff Serotonin

Es gibt viele verschiedene Präparate, wobei bei Angsterkrankungen meist sogenannte **selektive Serotonin-Rückaufnahme-Hemmstoffe** (SSRIs) eingesetzt werden. Dieser doch recht sperrige Name ergibt sich aus der Wirkweise des Medikaments: Selektiv bedeutet, dass möglichst nur die erwünschte Wirkung erzielt wird. Diese Wirkung bezieht sich konkret auf einen Botenstoff des Gehirns, das Serotonin, das sich ebenfalls in der Präparatbezeichnung findet. Der Botenstoff Serotonin spielt eine wichtige Rolle in der Übertragung von Informationen zwischen Nervenzellen. Rückaufnahme-Hemmstoff bezeichnet die genaue Wirkung des Medikaments. Die Rückaufnahme beschreibt einen Stoffwechselschritt, in dem Nervenzellen aktuell nicht benötigtes Serotonin im Rahmen eines Recycling-Systems wiederverwerten. Es zeigte sich, dass eine Hemmung dieses Stoffwechselschritts zu einer besseren Verfügbarkeit von Serotonin führt und damit sowohl effektiv gegen Depressionen als auch gegen Ängste wirkt. Das führte zur Entwicklung sogenannter SSRIs wie beispielsweise dem Medikament Citalopram.

SSRIs sind **wirkungsvolle Medikamente zur Behandlung einer Angsterkrankung** und werden heutzutage am häufigsten verschrieben. Man spricht übrigens weiterhin von einem Antidepressivum, was gelegentlich für Missverständnisse sorgt, wenn keine begleitende Depression vorliegt. Liegt hingegen eine vor, dann kommt der bereits angedeutete doppelte Wirkeffekt zum Tragen: Das Antidepressivum beeinflusst sowohl die Depression als auch die Angst positiv.

Weitere Möglichkeiten der Beeinflussung von Botenstoffen

Darüber hinaus existieren weitere antidepressive Medikamente: Die sogenannten **Serotonin-Noradrenalin-Rückaufnahme-Hemmstoffe** (SNRIs) sind den bereits vorgestellten SSRIs ähnlich. Sie wirken zusätzlich auf den Botenstoff Noradrenalin und sind bei bestimmten Konstellationen wirkungsvoller als SSRIs. Die sogenannten **trizyklischen Antidepressiva** (TZAs) hingegen waren die ersten zugelassenen Antidepressiva. Sie wirken nicht selektiv und beeinflussen daher gleich mehrere Botenstoffe. Das führt bei einigen Patienten leider auch zu mehr Nebenwirkungen. In der Behandlung von Angsterkrankungen spielen sie daher eine untergeordnete Rolle, zudem können sie bei einigen körperlichen Erkrankungen nicht eingesetzt werden.

Die Medikamenteneinnahme wird mit dem Arzt abgestimmt

Die vorgestellten Beispiele machen deutlich: Nicht jedes Medikament ist für jeden Patienten geeignet. Ich habe Patienten kennengelernt, welche die übrig gebliebenen Antidepressiva ihres Partners eingenommen haben, weil sie in der Packungsbeilage gelesen haben, dass diese auch gegen Ängste helfen. Das ist keine gute Idee. Eine solche Entscheidung sollten Sie immer mit Ihrem Arzt besprechen. Es gilt vor allem, den Nutzen einer Behandlung mit möglichen Nebenwirkungen und Risiken abzuwägen. Das folgende Kapitel wird sich ausführlich mit dieser Thematik auseinandersetzen. Da die meisten bei Angsterkrankungen eingesetzten Antidepressiva den Antrieb steigern, nimmt man sie meist einmal täglich am Morgen ein. Ausnahmen stellen Antidepressiva, die müde machen, dar; diese sollten am Abend eingenommen werden. Ihr Arzt kann Sie ausführlich darüber beraten, welches Präparat am besten geeignet ist.

Die zweite Substanzgruppe, die neben den Antidepressiva bei Angsterkrankungen angewendet wird, sind die bereits erwähnten **Benzodiazepine.** Aufgrund der Abhängigkeitsgefahr ist ihr Einsatz auf den kurzzeitigen Gebrauch ausgelegt. Sie sind dann sehr wirkungsvoll und gerade im akuten Fall eine mitunter notwendige Behandlungsstrategie, zum Beispiel dann, wenn die Wirkung der Antidepressiva noch nicht eingesetzt hat. Aus therapeutischer Sicht ist der Einsatz als dauerhafte Notfalltablette abzulehnen. Abwandlungen von Benzodiazepinen sind auch als Wirkstoff in einigen Schlaftabletten enthalten.

Neben diesen häufig eingesetzten Medikamenten werden nachfolgend anhand der bereits getroffenen diagnostischen Einteilung einige weitere Medikamente für Untergruppen von Angsterkrankungen vorgestellt.

9.1 Phobien

Psychotherapie kombiniert mit Antidepressiva

Psychotherapie hat bei phobischen Angsterkrankungen einen hohen Stellenwert und häufig ist der Patient damit bereits sehr gut therapiert. Bei spezifischen Phobien, die nicht alleine durch Psychotherapie behandelt werden können, werden zur Unterstützung meist Antidepressiva eingesetzt, am häufigsten **SSRIs.** Das gilt auch für die Agoraphobie und die soziale Phobie, wobei hier die Schwelle für den Einsatz einer Medikation in der Regel niedriger ist, weil die Lebensqualität des Patienten meist stark eingeschränkt ist.

Reicht die Behandlung mit einem SSRI nicht aus, wird nach ausreichend langem Warten auf einen verzögerten Wirkeintritt bzw. einer entsprechenden Erhöhung der Dosis auf ein anderes Antidepressivum gewechselt. Sinnvoll ist dann zum Beispiel der Wechsel auf ein Präparat aus der SNRI-Gruppe. Reicht auch das nicht aus, besteht noch die Möglichkeit des Einsatzes eines sogenannten MAO-Hemmstoffs. Im Unterschied zu einem normalen Antidepressivum muss bei der Einnahme eines MAO-Hemmstoffs jedoch auf die Ernährung geachtet werden. Notwendig ist dies, weil es zum Beispiel durch den Verzehr von Käse oder Rotwein zu heftigen Nebenwirkungen kommen kann. Allein deswegen sind diese Medikamente also eher als Reservemittel anzusehen.

Einnahme von Betablockern

Weitaus häufiger hingegen werden Patienten mit Betablockern behandelt. **Betablocker** werden in erster Linie bei Herzerkrankungen oder bei Bluthochdruck gegeben, einige Ärzte verschreiben sie jedoch auch bei Angsterkrankungen, so zum Beispiel bei dem weitverbreiteten Lampenfieber. Betablocker verlangsamen den Herzschlag und wirken lediglich auf die körperlichen Symptome der Angst. Zwar können sie über eine Reduktion der körperlichen Symptome auch die Angst an sich beeinflussen, ihr Einsatz ist jedoch kritisch zu betrachten. Da sie nicht an der Ursache einer Angst ansetzen, therapieren sie meiner Meinung nach am eigentlichen Problem vorbei und bewirken, dass der Patient die körperlichen Symptome nicht als das einordnet was sie sind: ein aufrechterhaltender Faktor im Teufelskreis der Angst. Diese Erkenntnis ist aus therapeutischer Sicht jedoch ungemein wichtig. Zudem können sie falsch dosiert den Kreislauf derart herunterregulieren, dass der Betroffene einen Kollaps erleidet.

9.2 Panikstörungen

Medikation bei Panikstörungen

Panikstörungen werden ebenfalls mit Antidepressiva wie SSRIs oder SNRIs behandelt. Hier gilt ebenfalls der Leitsatz, zunächst eine verzögerte Wirkung abzuwarten um dann ggf. eine Umstellung vorzunehmen. Aufgrund der starken Symptome einer Panikattacke kommen Benzodiazepine meist häufiger zum Einsatz als etwa bei der Behandlung von Phobien.

9.3 Generalisierte Angststörungen

Medikation mit Pregabalin

Auch bei generalisierten Angststörungen wird zunächst meist antidepressiv behandelt. Zudem kann der Einsatz von **Pregabalin** in Bedacht gezogen werden. Dabei handelt es sich um ein Medikament, das auch bei der Behandlung von Epilepsien (Krampfanfällen) eingesetzt wird. Bei Krampfanfällen kommt es zu einer elektrischen Übererregung des Gehirns. Pregabalin baut diese Übererregung ab und wirkt zudem angstlösend, weshalb das Medikament auch bei der generalisierten Angststörung eingesetzt wird. Pregabalin wirkt dabei ähnlich wie Benzodiazepine über den Botenstoff GABA, allerdings über andere Wirkmechanismen.

Der Vorteil dabei: Pregabalin hat ein wesentlich **geringeres Abhängigkeitspotenzial** und ist damit auch für eine längerfristige Behandlung geeignet. Man beginnt mit einer niedrigen Dosierung und verteilt die Gabe des Medikaments auf den Tag. Die Dosis kann im Verlauf der Behandlung schrittweise angepasst werden, wobei bei einer Behandlung von Krampfanfällen in der Regel wesentlich höhere Dosierungen notwendig sind.

9.4 Posttraumatische Belastungsstörungen

Traumatherapie zur Bewältigung

Wie bereits erwähnt, kann nach einer traumatischen Lebenserfahrung eine posttraumatische Belastungsstörung mit Ängsten entstehen. Eine psychotherapeutische Behandlung ist hierbei das Mittel der Wahl. Am wirkungsvollsten ist eine sogenannte **Traumatherapie.** Diese sollte nach Möglichkeit so rasch wie möglich, auf jeden Fall aber innerhalb von sechs Monaten nach dem traumatischen Ereignis begonnen werden, um so die Wahrscheinlichkeit für das Auftreten einer posttraumatischen Belastungsstörung zu minimieren. Hier sind die ärztlichen Kollegen gefragt, für den Patienten frühzeitig eine adäquate psychotherapeutische Behandlung auf den Weg zu bringen.

Benzodiazepine alleine können eine posttraumatische Belastungsstörung nicht verhindern. Unterstützend kann eine Behandlung mit einem Antidepressivum notwendig werden. Zudem sollte darauf geachtet werden, dass der Betroffene keine Schlafstörungen entwickelt, was den vorübergehenden Einsatz von Schlafmedikamenten notwendig machen kann. Im Falle eines akuten Flashbacks, also dem heftigen Wiedererleben des Traumas, stellen Benzodiazepine eine wirkungsvolle Notfallmedikation dar.

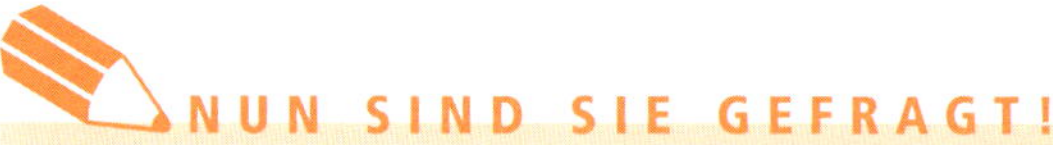

Machen Sie sich den Stellenwert einer Medikation als Unterstützung für die Psychotherapie bewusst. Welche Medikamentengruppen kommen bei Angsterkrankungen zum Einsatz? Vergegenwärtigen Sie sich den Wirkmechanismus der Antidepressiva. Welche Einsatzmöglichkeiten von Benzodiazepinen gibt es und welche Beschränkungen?

KAPITEL

10 Nebenwirkungen und Dauer der medikamentösen Behandlung

Gerade Angstpatienten äußern häufig Bedenken vor möglichen Nebenwirkungen einer medikamentösen Behandlung. So besteht oft die Vorstellung, durch die Einnahme einer psychiatrischen Medikation ein anderer Mensch zu werden oder eine Abhängigkeit zu entwickeln. Hier kann Entwarnung gegeben werden: **Antidepressiva machen nicht abhängig und können jederzeit wieder** (unter ärztlicher Aufsicht) **abgesetzt werden.**

Das Abhängigkeitspotenzial ist lediglich bei der bereits erwähnten längerfristigen Einnahme von Benzodiazepinen und bei einigen Schlafmedikamenten relevant. Ein großes Problem ist die Tatsache, dass sich die volle Wirkung eines Antidepressivums bei manchen Patienten erst nach bis zu drei Wochen zeigt. Anfängliche Nebenwirkungen treten hingegen sofort auf. Daher ist nachvollziehbar, dass manche Patienten das Medikament am liebsten wieder absetzen würden. Manchmal kommt es anfangs sogar zu einer kurzzeitigen Verschlechterung der Angstsymptomatik. Verständlich, dass gerade Angstpatienten einer Medikation dann eher skeptisch gegenüberstehen.

Anfängliche Nebenwirkungen können vorkommen

Als häufige **anfängliche Nebenwirkungen** von Antidepressiva geben Patienten zum Beispiel Übelkeit, Durchfall, Mundtrockenheit und eine gestiegene Nervosität an. So spezifisch die modernen Medikamente auch sind, sie wirken leider noch nicht hundertprozentig nur dort, wo sie wirken sollen. Serotonin beispielsweise spielt auch im Verdauungstrakt eine Rolle, was die Nebenwirkungen wie Übelkeit und Durchfall erklärt. Zudem kommt die Wirkung auf andere Botenstoffe zum Tragen. So entsteht die Mundtrockenheit durch Wirkung auf den Botenstoff Acetylcholin. Dieser Effekt findet sich gehäuft bei den älteren Antidepressiva, den sogenannten trizyklischen Antidepressiva. Solche Nebenwirkungen sind teilweise sehr belastend, manche Angstpatienten sehen darin beispielsweise auch neue körperliche Symptome, was den Teufelskreis der Angst anstoßen kann und die Behandlung erschwert.

Die anfängliche Verschlimmerung der Symptome kann dazugehören

Generell müssen Patienten darüber informiert werden, dass es zu Beginn der medikamentösen Behandlung zu einer **Verschlimmerung der Angstsymptome** kommen kann. Häufig wollen die Betroffenen daraufhin das Medikament sofort wieder absetzen und die Bitte, noch einige Tage abzuwarten, stößt oft auf Unverständnis.

Durchbeißen lohnt sich!

Aber glauben Sie mir: Die meisten der anfänglichen Nebenwirkungen sind nach einigen Tagen nicht mehr vorhanden. Hat sich der Körper erst einmal an die neue Substanz gewöhnt, sind die meisten Patienten **nebenwirkungs-**

frei. So sollte es auch sein: Bei einer guten medikamentösen Einstellung hat der Patient nur Vorteile von der Medikation. Durch die anfängliche Einstellungszeit muss sich der Patient also ein bisschen durchbeißen, zumal die Wirkung des Medikaments erst im Verlauf beurteilt werden kann. Gehen die Nebenwirkungen hingegen nicht zurück, sollte nach ärztlicher Rücksprache ein anderes Präparat versucht werden.

Wie Packungsbeilagen entstehen

Gerade Angstpatienten lassen sich zudem durch die Packungsbeilage der Medikation beunruhigen. Der Hinweis, dass das Medikament schlimmstenfalls auch zum Tod führen kann, ist natürlich wenig beruhigend. Hier ist es zunächst erstmal wichtig zu wissen, wie eine solche Packungsbeilage entsteht: Bei der **Zulassung eines Medikaments** wird dieses in verschiedenen Stadien auch an Menschen erprobt. Der Hersteller ist dabei gesetzlich dazu verpflichtet alle Nebenwirkungen vollständig aufzulisten. Stirbt nun eine der Testpersonen während der laufenden Studien beispielsweise an einem Herzinfarkt, dann muss der Hersteller das entsprechend vermerken. Es kann schließlich nicht hundertprozentig ausgeschlossen werden, dass nicht das neue Medikament einen Herzinfarkt verursacht und damit zum Tod geführt hat. Egal wie unwahrscheinlich es ist, dass das Medikament als Ursache in Frage kommt, es muss als Nebenwirkung aufgelistet werden. Ich schaue mir dann häufig gemeinsam mit dem Patienten die **Wahrscheinlichkeiten für eine** solche **Nebenwirkung** an. Hier wird dann recht schnell klar, dass es wesentlich wahrscheinlicher ist in der Lotterie zu gewinnen, als eine schlimme Nebenwirkung zu bekommen.

Nicht jede Nebenwirkung muss hingenommen werden

Es gibt jedoch auch Nebenwirkungen, die man auf keinen Fall hinnehmen sollte. Manche davon treten erst im Behandlungsverlauf auf. Über diese muss Sie ihr Arzt unbedingt aufklären, bevor Sie mit einer Medikation beginnen, zum Beispiel Blutdruckerhöhung, Veränderungen des Herzschlags, Hautausschläge, eine starke Gewichtszunahme oder sexuelle Funktionsstörungen. Sexuellen Funktionsstörungen treten sowohl bei Männern als auch bei Frauen auf, in diesen Fällen sollte das Präparat gewechselt werden. Haben Sie also den Mut mögliche Veränderungen Ihrer Sexualität im Arztgespräch anzusprechen. Die restlichen Nebenwirkungen hat Ihr Arzt im Blick. Dazu gehören regelmäßiges Blutdruckmessen, die Aufzeichnung der elektrischen Herzaktionen (EKG) und Blutentnahmen. Zudem sollte das Körpergewicht regelmäßig kontrolliert werden, um eine mögliche Gewichtszunahme frühzeitig zu erkennen.

Besonderheiten bei der Einnahme

Welche **Besonderheiten bei der Einnahme von Medikamenten** außerdem berücksichtigt werden müssen, hängt in erster Linie vom verwendeten Präparat ab und sollte in einem ausführlichen ärztlichen Gespräch geklärt werden. Wichtig ist die bereits erwähnte Fahruntüchtigkeit bei Benzodiazepinen. Auch andere potenziell müdemachende Medikamente, wie beispielsweise das bei der generalisierten Angststörung eingesetzte Pregabalin, sollten zunächst einige Zeit getestet werden, ehe sich der Betroffene hinters Steuer setzt.

Die ideale Dosierung ist ohnehin dann erreicht, wenn der Patient weniger Ängste hat, ohne dabei müde zu sein. Bis dahin ist zu empfehlen, das Auto stehen zu lassen und keine gefährlichen Tätigkeiten auszuführen. Wer nach der Einnahme von Benzodiazepinen also unbedingt in den Wald gehen muss, um Holz zu hacken, und dessen Fuß dabei Bekanntschaft mit der Axt macht, der muss sich auf Schwierigkeiten mit der Versicherung gefasst machen.

Schwangerschaft und Stillzeit

Auch Schwangere und stillende Mütter sollten einige Besonderheiten beachten, da nicht alle Medikamente eingesetzt werden können. Das Thema ist derart komplex, dass an dieser Stelle nur folgender Hinweis gegeben wird: Es gibt heutzutage einige Medikamente, die auch bei einer **Schwangerschaft und in der Stillzeit** eingesetzt werden könnten. Besprechen Sie mit Ihrem behandelnden Arzt eine geplante Schwangerschaft, damit eine möglicherweise notwendige Umstellung frühzeitig erfolgen kann. Ich vertrete die Auffassung, dass man während der Schwangerschaft jeden potenziellen Stress für das ungeborene Kind vermeiden sollte. Genauso wie man dem Kind im Mutterleib keinen Alkohol und keine Zigaretten zumuten sollte, gilt es, Angstzustände zu vermeiden. Eine Medikation, sofern für das ungeborene Kind verträglich, die solche Angstzustände vermindern kann, würde ich daher nicht pauschal ablehnen.

Wie lange werden Medikamente eingenommen?

Hinsichtlich der **Dauer einer medikamentösen Behandlung** spielen viele Faktoren eine Rolle: Schwere der Angsterkrankung, die bisherige Vorgeschichte, aber auch mögliche psychiatrische Begleiterkrankungen wie etwa eine depressive Erkrankung. Die Frage nach der Dauer einer medikamentösen Behandlung ist daher immer eine individuelle Entscheidung. Sprechen Sie mit ihrem Arzt bei der ersten Verordnung einer Medikation darüber, welchen Zeitraum er anstrebt. Meist empfiehlt man, das Präparat zunächst für einige Monate bis zu einem Jahr weiter einzunehmen, um einen gewissen Schutz vor einer erneuten Verschlimmerung der Symptome zu gewährleisten. Da in den meisten Fällen die Angsterkrankung in erster Linie durch Psychotherapie behandelt wird und die Medikation lediglich eine unterstützende Funktion hat, sind die meisten medikamentösen Therapien nicht als Langzeitbehandlung anzusehen. Wenn Sie sich also schon einige Monate lang ausreichend stabil fühlen und angstfrei durchs Leben gehen, kann in Rücksprache mit dem Behandler versucht werden, die Dosis zu reduzieren und schließlich ganz abzusetzen. Besprechen Sie einen solchen Schritt jedoch immer mit Ihrem Arzt und setzen Sie das Medikament nicht eigenständig ab.

Da sich der Körper an das Medikament gewöhnt hat, werden die meisten Präparate schrittweise reduziert. Gewöhnung ist übrigens nicht mit Abhängigkeit zu verwechseln wie sie beispielsweise beim Einsatz von Benzodiazepinen auftritt. Niemand muss wegen der Einnahme von Antidepressiva eine Entzugsbehandlung wie bei Alkohol, Drogen oder der längerfristigen Einnahme von Benzodiazepinen durchführen. Dennoch hat sich der Körper beispielsweise an den zusätzlichen Antriebsschub gewöhnt, sodass man schrittweise reduziert, um Absetzerscheinungen zu vermeiden. Manchmal können beim Absetzen auch wieder die anfänglichen Nebenwirkungen auftreten.

Bei schweren Angsterkrankungen oder bei einer zusätzlich bestehenden wiederkehrenden depressiven Begleiterkrankung kann eine längerfristige Therapie notwendig werden. Hier muss man zunächst den weiteren Verlauf beobachten. In jedem Fall sollten Sie regelmäßige ärztliche Kontakte wahrnehmen, um die Notwendigkeit und weitere Gestaltung einer medikamentösen Behandlung zu besprechen. Bei solch einer **längerfristigen Behandlung** empfehle ich die Weiterbehandlung durch einen entsprechenden Spezialisten. Das ist in Deutschland entweder ein Facharzt für Psychiatrie und Psychotherapie (dieser hat zusätzlich eine therapeutische Ausbildung abgeschlossen), ein Facharzt für Psychiatrie (die ältere Bezeichnung für den klassischen Psychiater) oder ein Nervenarzt (kombinierte Facharztausbildung in Psychiatrie und Neurologie).

Abschließend bleibt festzuhalten: Angsterkrankungen können unterstützend auch medikamentös behandelt werden. Ob eine solche Behandlung sinnvoll ist, sollten Sie mit Ihrem Arzt besprechen. Er legt mit Ihnen zusammen die Art des Medikaments sowie dessen Dosierung fest. Zudem sollen Sie die Dauer der Behandlung und mögliche Nebenwirkungen sowie im weiteren Verlauf regelmäßig die Notwendigkeit der Einnahme besprechen.

NUN SIND SIE GEFRAGT!

Würden Sie sich als ängstlich gegenüber möglicher Nebenwirkungen bezeichnen? Beschäftigen Sie sich mit den Nebenwirkungen von Medikamenten: Suchen Sie in Ihrer Hausapotheke nach einem Medikament, das Sie schon des Öfteren eingenommen haben (beispielsweise eine Kopfschmerztablette). Markieren Sie mit einem Textmarker all jene Nebenwirkungen, die Sie nach der Einnahme eines solchen Alltagsmedikaments verspürt haben. Wie viele der aufgelisteten Nebenwirkungen haben Sie wirklich schon gespürt? Fällt Ihnen etwas auf? Was bedeutet dies für Ihre Einstellung zu einer möglichen Einnahme eines Antidepressivums oder eines ähnlichen Medikaments zur Behandlung von Angsterkrankungen?

KAPITEL

11 Behandlung mittels klinischer Hypnose

Spricht man mit Patienten über die Möglichkeit eine Hypnose durchzuführen, kommen fast immer Einwände. Der Grund dafür ist recht einfach auszumachen: Fast jeder stellt sich unter Hypnose das vor, was aus dem Fernsehen oder von fragwürdigen Hypnoseveranstaltungen bekannt ist. Da werden Menschen zum Beispiel willenlos gemacht und dazu gezwungen, wie ein Huhn zu gackern. Mit einem Hypnotiseur verbindet man meist unheimliche Charaktere mit stechendem Blick, die einen mit einem Fingerschnippen bewusstlos zu Boden gleiten lassen können. Mit klinischer Hypnose hat das rein gar nichts zu tun. Ein solcher Show-Hypnotiseur hat keine therapeutische Ausbildung und viele seiner vermeintlichen Hypnosen entpuppen sich als simple Tricks.

Klinische Hypnose nutzt Tiefenentspannung

Die klinische Hypnose hingegen ist eine anerkannte Form der Psychotherapie. Wer sie durchführen will, muss die entsprechende Ausbildung zum Therapeuten für Hypnotherapie absolvieren und darf erst dann Patienten mittels Hypnose behandeln. Zur besseren Abgrenzung gegenüber der Show-Hypnose hat sich der Begriff der **klinischen Hypnose** etabliert. Bei der klinischen Hypnose werden die Patienten mithilfe spezieller Techniken in einen Zustand tiefer Entspannung gebracht. So tief eine solche Entspannung auch sein mag, ist sie doch keine von einigen befürchtete Bewusstlosigkeit. Es ist vielmehr eine sehr erholsame Entspannung, wie nach einem langen Schlaf, allerdings mit einem auf Hochtouren laufenden Gehirn.

Therapeutische Bearbeitung der Angsterkrankung

Während der Entspannungsphase hören die Patienten überwiegend den Anweisungen des Hypnotherapeuten zu, gelegentlich antworten sie auch auf gestellte Fragen. Dieses Antworten geschieht übrigens bei vollem Bewusstsein, es geht bei der klinischen Hypnose also nicht darum, dem Patienten irgendwelche Geheimnisse zu entlocken, wie manch einer annehmen mag. Vielmehr ist es nun möglich, therapeutisch mit den Patienten zu arbeiten und beispielsweise Verhaltensänderungen zu bewirken. An dieser Stelle hat die klinische Hypnose sehr viele **verhaltenstherapeutische Elemente.** Die hypnotische Entspannung kann aber auch genutzt werden, um zurückliegende Konflikte mit dem Patienten zu bearbeiten und nach möglichen Ursachen einer Angsterkrankung zu suchen. An dieser Stelle zeigen sich einige **Elemente der Tiefenpsychologie.** Geschichtlich gesehen haben beide Therapieformen die gleichen Wurzeln.

Hypnotherapie arbeitet mit Suggestionen

Während der immer tiefer werdenden Entspannung beginnt der Hypnotherapeut mit der eigentlichen Arbeit am Patienten. Dazu macht er sich **Suggestionen** zunutze, das heißt Mechanismen der Informationsübertragung des

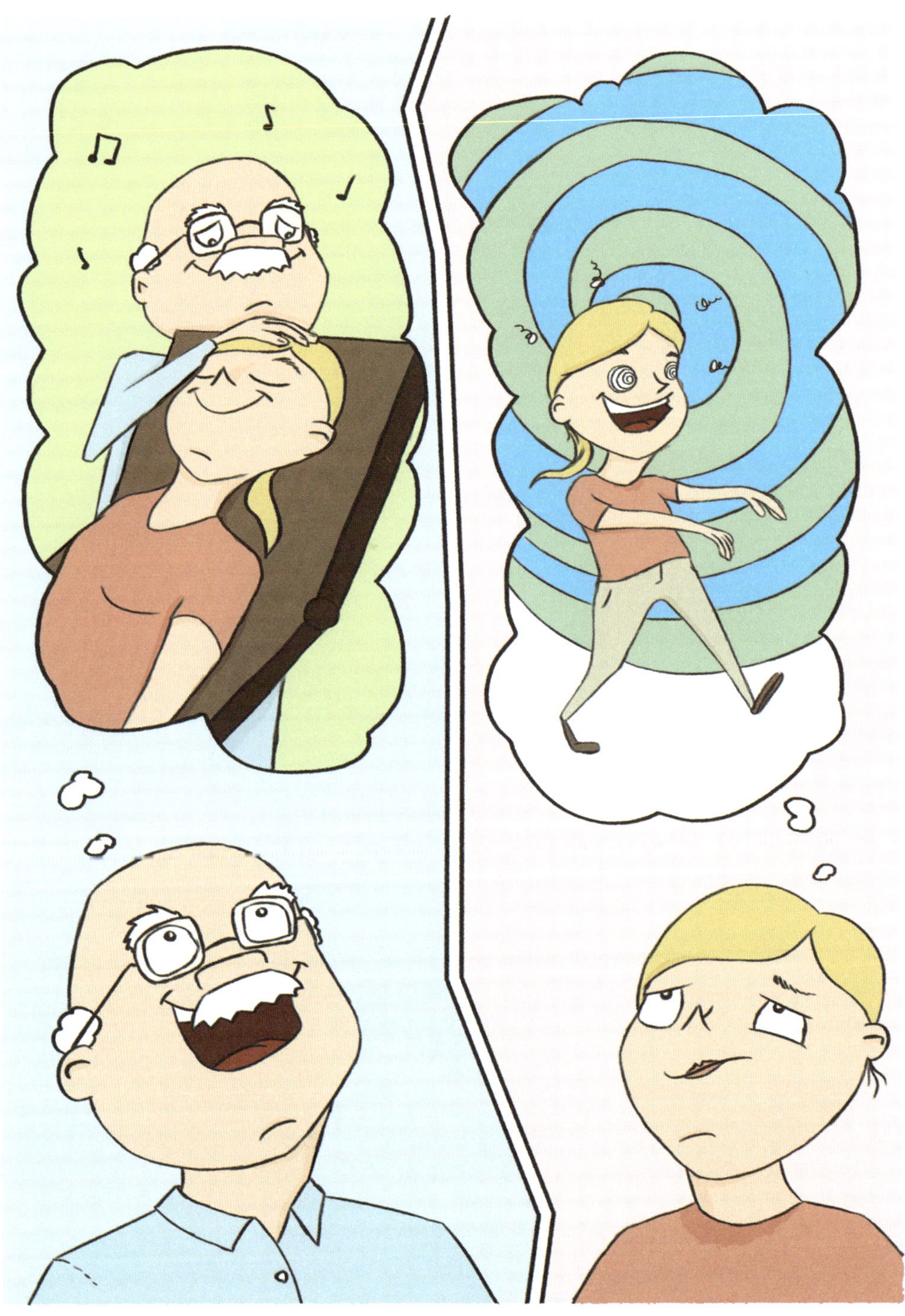

Abb. 7 Klinische Hypnose – Realität und Vorstellung

Gehirns. Das Entscheidende dabei: Diese Übertragungen geschehen automatisch und führen zu einer ebenfalls automatisch ablaufenden Handlung. Jeder kennt Suggestionen: Vor einer wichtigen Prüfung dreht man unruhig seine Runden und spricht sich dabei laut Mut zu: „Du schaffst das schon, ganz ruhig!“ Diesen Satz wiederholt man so oft, bis man tatsächlich etwas ruhiger wird. Wenn man so will, ist dieses Verhalten eine Art Selbsthypnose. Durch das ständige Wiederholen des Satzes entsteht eine Suggestion. Das für das Hören zuständige Gehirnareal meldet nun nämlich ganz automatisch an das übrige Nervensystem: „Ich bekomme hier andauernd den Hinweis ruhiger zu sein, jetzt sei halt wirklich mal ruhiger!“

Suggestionen beeinflussen das autonome Nervensystem

Es besteht also eine Verknüpfung zwischen dem Nervensystem für äußere Sinnesreize und dem automatisch gesteuerten Nervensystem, das für Aufgeregtheit verantwortlich ist. Durch Suggestionen kann dieses Nervensystem beeinflusst werden, obwohl bewusst kein Zugriff darauf möglich ist. Das Beispiel schildert natürlich eine recht schwache Form der Suggestion, sollte jedoch verdeutlichen, welcher Mechanismus bei einer wesentlich stärkeren klinischen Hypnose wirkt. Im Rahmen der therapeutischen Arbeit können so mittels Suggestionen zum Beispiel **Verhaltensänderungen trainiert werden.** Die Fähigkeit sich auf Suggestionen einzulassen, ist von Mensch zu Mensch unterschiedlich. Generell kann jedoch gesagt werden, dass man mit den meisten Menschen sehr gut hypnotherapeutisch arbeiten kann.

Fallbeispiel

Abschließend soll das Vorgehen an einem **exemplarischen Fall** verdeutlicht werden. Weit verbreitet ist die Angst vor dem Fliegen. Bei der therapeutischen Behandlung einer Flugangst mittels Hypnose werden zunächst angstmachende Situationen aufgelistet und mithilfe einer Zahlenskala hinsichtlich der Stärke der Angst bewertet. Dieses Verfahren wird auch in der Verhaltenstherapie angewendet. So wird beispielsweise der Moment, in dem der Betroffene im Flugzeug Platz nehmen muss, deutlich stärker angstmachend sein als der Moment, in dem der Betroffene das Haus verlässt, um zum Flughafen zu fahren.

Während einer Hypnose ist es nun möglich die einzelnen angstmachenden Situationen Schritt für Schritt gedanklich durchzugehen. Dabei beginnt man typischerweise bei den weniger angstmachenden und arbeitet sich dann schrittweise vor. Die Wirkungen dabei werden erneut über Suggestionen vermittelt: Durch die gleichzeitige Entspannung und das gedankliche Hineinbegeben in die angstmachende Situation wird der Patient im Verlauf der Therapie seine Ängste abbauen. Zusätzlich wird dem Patienten im Rahmen einer sogenannten **Stärkung des Ichs** mehr Mut und Selbstbewusstsein vermittelt. Wenn er nach einigen Stunden bereits mehrfach in Gedanken ohne Angst geflogen ist, wird es Zeit eine tatsächliche, Flugreise zu unternehmen. Hierzu kann in der Hypnose ein entsprechender Auftrag gegeben werden, der dann verhaltenstherapeutisch begleitet umgesetzt wird. Die Hypnose ist also auch sehr gut mit einer Verhaltenstherapie kombinierbar. Wird diese Aufgabe vom Patienten gemeistert, steht einem angstfreien Urlaubsantritt in Zukunft nichts mehr im Weg.

Hypnotherapie ist bei unterschiedlichen Fragestellungen effektiv

Die Behandlung von Angsterkrankungen mittels klinischer Hypnose kann also eine sehr wirksame Therapieform sein. Meiner Erfahrung nach funktioniert sie bei den meisten Patienten sehr gut, wobei es natürlich entscheidend ist, wie sehr sich der Betroffene darauf einlassen kann. Ich empfehle daher, es ruhig mal auf einen Versuch ankommen zu lassen. Neben Angsterkrankungen kann Hypnose zum Beispiel auch bei der Raucherentwöhnung sehr effektiv sein. In jedem Fall sollte ein ausgebildeter Hypnotherapeut entscheiden, ob eine Hypnose bei ihrer Art der Angsterkrankung geeignet ist.

Ich habe gute Erfahrungen mit Hypnosebehandlung als zusätzliches Verfahren im **Rahmen einer Verhaltenstherapie** gemacht, es gibt auch Kollegen, die auf Hypnose allein setzen. Und nicht verzagen, wenn Sie im Rahmen der Hypnosebehandlung nicht alle Ziele umsetzen können. Alleine als Entspannungsverfahren ist die klinische Hypnose bereits sehr effektiv. Viele Angstpatienten stehen permanent unter Strom. Es ist für sie ein unbeschreibliches Gefühl, endlich mal zur Ruhe kommen zu können.

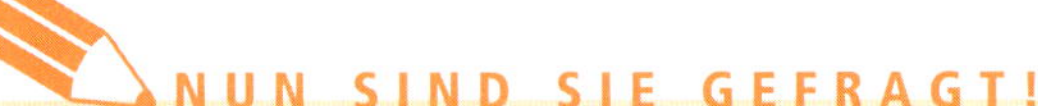

NUN SIND SIE GEFRAGT!

Welche Vorstellung hatten Sie bislang von Hypnose (➤ Abb. 7)? Standen Sie zu Beginn wie die meisten Menschen der Hypnose skeptisch gegenüber? Oder haben Sie bereits positive Erfahrungen mit klinischer Hypnose sammeln können? Wie sieht Ihre Einstellung klinischer Hypnose gegenüber nach dem Lesen dieses Kapitels aus? Würden Sie es auf einen Versuch ankommen lassen?

KAPITEL

12 Einblicke in eine Therapiestation

Die Therapiestation ist die häufigste Anlaufstelle für Angstpatienten in einer psychiatrischen Klinik. Dabei stellt sich zunächst die Frage, ob eine Behandlung in der Klinik notwendig ist oder nicht. Entscheidend sind hierbei neben der **Schwere der Symptomatik** auch mögliche psychiatrische Begleiterkrankungen. Kommt es beispielsweise im Rahmen einer zusätzlich bestehenden Depression zu einer starken Verschlechterung der Symptomatik und der Betroffene verliert jeden Lebensmut und will nicht mehr leben, ist eine stationäre Behandlung unbedingt notwendig. Diese erfolgt im akuten Krisenfall häufig auf einer geschützteren Station als einer Therapiestation. Aber auch die Angst selbst kann derart ausgeprägt sein, dass eine Behandlung in der Klinik am sinnvollsten ist. Beispielsweise dann, wenn der Betreffende aufgrund der Ängste seinen Alltag nicht mehr meistern kann.

Einweisung in die Klinik

Eine stationäre **Einweisung ins Krankenhaus** erfolgt häufig durch den ambulant behandelnden Psychiater oder Hausarzt. Dieser schätzt ein, ob eine stationäre Behandlung unbedingt notwendig ist oder nicht. Auch die Patienten selbst haben in den meisten Kliniken die Möglichkeit sich durch Vorstellung in der Klinik selbst einzuweisen. Etwa dann, wenn ihr Leiden so groß ist, dass sie den Eindruck haben, etwas verändern zu müssen.

Angsterkrankungen werden gelegentlich erst in der Klinik diagnostiziert

Die klinische Behandlung steht damit bei einigen Patienten am Anfang der Krankengeschichte. Gelegentlich werden Angsterkrankungen erst **in einer Klinik diagnostiziert,** weil sie im Alltag bislang nicht erkannt wurden. Einige Patienten etwa stellen sich wiederholt bei Ärzten anderer Fachrichtungen vor und werden dann weitergeleitet: Die Tatsache, dass ein Patient bereits das fünfte Mal in zwei Wochen in die Notaufnahme kommt, weil er annimmt, einen Herzinfarkt erlitten zu haben, und jedes Mal nichts gefunden werden kann, deutet jedenfalls darauf hin, dass der Betroffene an einer Angsterkrankung leiden könnte. In diesem Fall ist eine psychiatrische Behandlung auf einer Therapiestation sinnvoll.

Patienten, die noch nie in einer psychiatrischen Klinik behandelt wurden, haben häufig Ängste vor der Aufnahme. Sie befürchten etwa, weggesperrt oder als verrückt abgestempelt zu werden. Hier ist umfangreiche Aufklärung notwendig, gerade dann, wenn ein Psychiater nach Anfrage der Kollegen einen Patienten in der Notaufnahme visitiert.

Häufig können sich Patienten unter einer Therapiestation nichts vorstellen. Auf einer solchen Station liegt der **Schwerpunkt auf der psychotherapeutischen und bei Notwendigkeit medikamentösen Behandlung** von psychischen Erkrankungen. Neben den Ärzten sowie dem Team der Pflege arbeiten auf einer Therapiestation Psychotherapeuten und Komplementärtherapeuten wie zum Beispiel Ergo- und Musiktherapeuten.

Pflege auf einer Therapiestation

Die **pflegerische Arbeit** auf einer Therapiestation unterscheidet sich in einigen Punkten von der Arbeit einer Krankenschwester oder eines Krankenpflegers auf einer regulären Station im Krankenhaus. Wenn es sich nicht um eine Therapiestation für Demenzerkrankungen oder andere Erkrankungen des hohen Alters handelt, ist natürlich zunächst der Altersunterschied der Patienten zu nennen. Der Patient wird auf der Therapiestation also nicht klassisch gepflegt, indem man ihm das Essen reicht oder ihn wäscht, das kann er in der Regel selbstständig. Die Pflege kümmert sich darum, dass der Stationsalltag reibungslos abläuft. So werden beispielsweise Medikamente bereitgestellt oder der Patient zu Untersuchungen angemeldet. Je nach Ausrichtung der Station und Ausbildung der Mitarbeiter hat die Pflege auch **therapeutische Aufgaben** wie zum Beispiel die Leitung einer sogenannten Morgenrunde, in der die Patienten eine erste Rückmeldung geben können, wie es ihnen an diesem Tag geht.

Ärzte auf einer Therapiestation

Die Ärzte in einer psychiatrischen Klinik sind je nach Ausbildungsstand Assistenz- oder Fachärzte. In der Regel befinden sich die Assistenzärzte in der Ausbildung zum Facharzt für Psychiatrie. In Deutschland gibt es heutzutage den **Facharzt für Psychiatrie und Psychotherapie** (hierbei muss auch eine therapeutische Ausbildung in Verhaltens- oder Tiefenpsychologie absolviert werden). Dieser Facharzt hat die ältere Bezeichnung „Facharzt für Psychiatrie" abgelöst. Als **Nervenarzt** wird jemand bezeichnet, der eine kombinierte Facharztausbildung aus Psychiatrie und Neurologie absolviert hat. Neben weiteren Facharztqualifikationen, wie beispielsweise dem Facharzt in Psychosomatik, sind weitere Kombinationen denkbar. So müssen beispielsweise Fachärzte für Neurologie mindestens ein Jahr Tätigkeit in der Psychiatrie nachweisen und einige Hausärzte entscheiden sich im Rahmen ihrer Ausbildung ebenfalls dazu, eine gewisse Zeit in der Psychiatrie zu arbeiten. Je nachdem welche Stelle ein Facharzt dann in der Klinik antritt, ist er entweder Fach-, Ober- oder Chefarzt.

Tätigkeit von Ärzten und Psychotherapeuten

Die **ärztlichen Aufgaben** auf einer Therapiestation betreffen das gesamte medizinische Spektrum des jeweiligen Patienten. Zunächst wird der Patient aufgenommen und ärztlich untersucht. Meist werden Blutentnahmen zur Kontrolle der Blutwerte durchgeführt. Wenn nötig, werden körperliche Erkrankungen mitbehandelt oder entsprechende weitergehende Untersuchungen angemeldet. Die Ärzte einer Therapiestation kümmern sich im Anschluss um die Planung einer medikamentösen Behandlung. Je nach therapeutischer Ausbildung und Ausrichtung der Klinik sind sie in den Psychotherapieplan der Station eingebunden und führen Einzelgespräche oder leiten Therapiegruppen. An dieser Stelle gibt es Überschneidungen zu den **Psychotherapeuten** auf der Station. Deren Schwerpunkt ist die therapeutische Arbeit mit den Patienten, etwa in Einzelgesprächen oder in Gruppentherapien.

Verhaltenstherapie in Gruppen

Die meisten Therapiestationen für Angstpatienten verfolgen heutzutage ein **verhaltenstherapeutisches Konzept,** das **meist in Gruppen** durchgeführt wird. Dabei absolviert eine Gruppe von Patienten gemeinsam unter Anleitung des Therapeuten das Therapieprogramm. Die Themen reichen von Psychoedukation, also der Förderung des Verständnisses der Erkrankung, über Entspannungsverfahren bis zu bestimmten verhaltenstherapeutischen Interventionen, zum Beispiel das Auseinandersetzen mit angstmachenden Situationen (Expositionen) und der Umgang mit angstmachenden Gedanken. Die Themen eines solchen Therapieplans sind denen dieses Buches sehr ähnlich; es soll Ihnen einen Eindruck davon vermitteln, was Sie im Rahmen einer Psychotherapie erwartet.

Einzeltherapie

Neben dem Gruppenprogramm bieten die meisten Therapiepläne im Rahmen von **Einzeltherapien** auch die Möglichkeit, im Gespräch mit dem Therapeuten Dinge zu besprechen, die in der Gruppentherapie nicht bearbeitet werden können. Hier geht es dann eher um die Lebensgeschichte des Patienten, eventuelle Schwierigkeiten in der Partnerschaft und die individuelle Durchführung von Expositionen.

Psychotherapeuten in der Klinik

Meist sind die **Psychotherapeuten** auch mit der Diagnosestellung betraut. In der Regel haben die in der Klinik arbeitenden Psychotherapeuten Psychologie studiert und anschließend ihre therapeutische Ausbildung absolviert. Wie bereits erwähnt, kann auch der Arzt als Psychotherapeut arbeiten, vorausgesetzt er hat ebenfalls die entsprechende Ausbildung absolviert, die auch Voraussetzung für die Zulassung als Facharzt für Psychiatrie und Psychotherapie ist. Die Begriffe Psychiater und Psychologe werden von vielen Menschen häufig verwechselt. Zur einfacheren Unterscheidung spricht man deswegen vom ärztlichen oder vom psychologischen Psychotherapeuten. Im Unterschied zu den ärztlichen Psychotherapeuten darf der psychologische Psychotherapeut keine Medikamente verschreiben.

Ergänzende Therapieverfahren

Therapeuten der **ergänzenden Verfahren** haben eine andere Ausbildung als die psychologischen Psychotherapeuten. Die Therapieverfahren variieren je nach Ausrichtung der Station. Einige wurden bereits kurz vorgestellt: In der Musiktherapie hören die Patienten Musik oder musizieren selbst, um beispielsweise Gefühle auszudrücken. In der Ergotherapie werden die kreativen Fähigkeiten des Patienten aktiviert. Hier geht es um das Schaffen eines Werks, beispielsweise durch Malen oder Töpfern. Die Tanztherapie bietet Gelegenheit zur Bewegung und zum Ausdruck von Gefühlen und in den Entspannungsverfahren lernen die Patienten, mithilfe verschiedener Verfahren Anspannung zu reduzieren. Die verschiedenen Therapien finden über die Woche verteilt statt. Meist gibt es Stundenpläne, die den Patienten vorliegen. Im Rahmen von ärztlichen Visiten werden die medizinischen Anliegen der Patienten besprochen und Anpassungen der Medikation vorgenommen.

Je nach Ausrichtung der Klinik ist die Behandlung der Patienten auf eine bestimmte Anzahl von Wochen ausgelegt. Neben dem Therapieprogramm bietet die Gruppensituation auf der Station auch die Möglichkeit, neue **soziale**

Kontakte zu schließen. Man sitzt im selben Boot und hilft sich gegenseitig. Mit zunehmender Dauer der Behandlung und einsetzender Besserung der Symptome nutzen viele Patienten das Wochenende oder den frühen Abend für Unternehmungen. Diese lassen sich meist sehr gut mit den ohnehin anstehenden Expositionen verbinden.

Vorbereitung der Entlassung

Vor der **Entlassung** wird mit dem Patienten die weitere Behandlung besprochen. Ist beispielsweise eine weitere Stabilisierung in einer Tagesklinik empfehlenswert oder genügt eine Weiterbehandlung durch den niedergelassenen Therapeuten? Hierzu gibt es spezielle Besprechungen, in denen solche Fragen im Team aller Berufsgruppen geklärt werden. Hier wird wieder auf das zugrunde liegende Problem des Patienten zurückgegriffen: Kann der Betroffene nun seinen Alltag wieder meistern? Ist eine begleitende Depression soweit unter Kontrolle?

Die Therapiestation bietet den Patienten also eine intensive Psychotherapie und medikamentöse Behandlung, falls diese sinnvoll ist. Die Zusammenarbeit der verschiedenen Berufsgruppen sorgt letztlich dafür, dass der Patient möglichst umfassend behandelt wird.

NUN SIND SIE GEFRAGT!

Welche Vorstellungen hatten Sie bislang von einer Therapiestation? Kennen Sie jemanden aus dem Freundes- oder Bekanntenkreis, der schon einmal auf einer Therapiestation behandelt wurde? Sofern derjenige über seine Erfahrungen sprechen möchte, suchen Sie das Gespräch und lassen Sie sich dessen Eindruck von einer Therapiestation vermitteln. Welche positiven und negativen Erfahrungen hat der Betreffende gemacht? Können Sie sich vorstellen wie es ist, Patient einer solchen Station zu sein? Versuchen Sie jemandem anhand des Textes die einzelnen Berufsgruppen auf einer solchen Therapiestation vorzustellen.

KAPITEL

13 Einblicke in eine Tagesklinik

Im Unterschied zur Behandlung auf einer Therapiestation findet die Behandlung in einer Tagesklinik, wie der Name schon verrät, tagsüber statt. Die Patienten schlafen also zu Hause und haben die Wochenenden zur freien Verfügung. In der Regel ist die Behandlung so konzipiert, dass die Patienten unter der Woche von morgens bis zum Nachmittag am Therapieprogramm teilnehmen. Die Behandlungsdauer ist meist auf einige Wochen ausgerichtet. Der Schwerpunkt einer Tagesklinik ist die **Psychotherapie.** Unterschieden werden unspezifische Tageskliniken, in denen eine allgemeine Therapie für psychisch erkrankte Menschen angeboten wird, und spezifische Tageskliniken, beispielsweise für die Behandlung von Persönlichkeitsstörungen, Depressionen oder eben Angsterkrankungen.

Zudem kann die therapeutische Ausrichtung einer Klinik variieren, die einzelnen Richtungen in der Psychotherapie wurden in ➤ Kapitel 8 dargestellt. Gerade bei Angsterkrankungen empfiehlt sich ein verhaltenstherapeutisch orientiertes Therapieprogramm, das meist in Form einer **Gruppentherapie** durchgeführt wird. Das bedeutet, dass mehrere Angstpatienten zusammen am Therapieprogramm teilnehmen und die einzelnen Therapieeinheiten absolvieren. Begleitend werden meist Einzelgespräche angeboten, um Raum für die privatere Gesprächstherapie unter vier Augen zu geben.

Der Patient muss therapiefähig sein

Das Therapieprogramm selbst ist dem der stationären Behandlung ähnlich, jedoch meist intensiver. Am Beispiel einer schweren Angst- und Panikstörung etwa ist zunächst eine stationäre Stabilisierung sinnvoll. Im Anschluss erfolgt dann eine intensive psychotherapeutische Behandlung in einer spezifischen Tagesklinik. In einem auf mehrere **Wochen ausgelegten Therapieprogramm** ist dann zum Beispiel Zeit, im Rahmen einer Exposition U-Bahn oder Bus zu fahren, um damit Ängste vor öffentlichen Verkehrsmitteln abzubauen. Es gelten hier also dieselben Kriterien wie bei einer ambulanten Psychotherapie: Der Patient muss ausreichend stabil und therapiefähig sein. Ist er das nicht, weil er beispielsweise nicht schlafen kann oder so massiv geängstigt ist, dass er dem Therapieprogramm nicht folgen kann, so ist zunächst eine stationäre Aufnahme zu empfehlen.

Tagesklinik als Zwischenschritt

Die tagesklinische Behandlung ist für einige Patienten also gewissermaßen der Flur zur Ausgangstür der Klinik, wenn man so will. Sie rundet eine Behandlung im Krankenhaus ab und schafft Voraussetzungen für die ambulante Weiterbehandlung. Aber auch für ambulante Patienten, die intensiveren psychotherapeutischen Bedarf haben und unter Umständen zu lange auf die Aufnahme einer ambulanten Psychotherapie warten würden, kann eine tagesklinische Behandlung empfehlenswert sein.

13

Tagesablauf in der Tagesklinik

Zu Beginn der Behandlung bekommen die Patienten den Therapieplan ausgehändigt, anhand dessen sie die einzelnen Therapieeinheiten durchlaufen. Der Tag beginnt meist mit einer kurzen **Morgenrunde,** in der jeder eine Rückmeldung geben kann, wie es ihm geht, und in der die Planung des Tages besprochen wird. Im Anschluss startet das reguläre T**herapieprogramm.** In den Psychoedukationsgruppen etwa wird das Verständnis für die eigene Erkrankung vermittelt. Die Patienten lernen hier zum Beispiel was es mit dem Angstkreislauf auf sich hat und wie man ihn durchbrechen kann. Auch dieser Ratgeber deckt einen solchen Therapieplan für Angsterkrankungen ab. Unterstützt wird das Therapieprogramm durch die **begleitenden Therapieverfahren** wie Musik- oder Ergotherapie. Viele Tageskliniken bieten zudem Sportprogramme an. **Entspannungsverfahren** zu erlernen ist ebenfalls ein wichtiger Schritt auf dem Weg zur Stress- und damit zur Angstreduktion. Am Nachmittag ist dann noch Zeit für die **Einzelgespräche** oder **Expositionsbehandlungen,** bevor der Behandlungstag, meist in Form einer kurzen gemeinsamen Runde, in der jeder seine Rückmeldung zum Tag geben kann, ausklingt.

Während der Visiten schauen die Ärzte einer Tagesklinik auf die Notwendigkeit und Gestaltung einer medikamentösen Mitbehandlung. Da man den Patienten meist einige Wochen lang jeden Wochentag sieht, ist eine sehr viel **intensivere ärztliche Betreuung** als im ambulanten Bereich möglich. Tagesklinische Konzepte sind daher ein wichtiger Schritt zu einer besseren Patientenversorgung.

NUN SIND SIE GEFRAGT!

Haben Sie schon von einer Psychiatrischen Tagesklinik in Ihrer Nähe gehört? Kennen Sie jemanden aus dem Freundes- oder Bekanntenkreis, der schon einmal in einer Tagesklinik behandelt wurde? Sofern derjenige über seine Erfahrungen sprechen möchte, suchen Sie das Gespräch und lassen Sie sich einen Eindruck von einer Tagesklinik vermitteln. Können Sie sich vorstellen wie es ist, Patient einer Tagesklinik zu sein? Versuchen Sie anhand des Inhaltsverzeichnisses dieses Buches einen Überblick über das Therapieprogramm einer Tagesklinik zu bekommen.

KAPITEL

14 Einblicke in die ambulante Behandlung

Die allermeisten an einer Angsterkrankung leidenden Patienten werden ambulant behandelt, sodass dieser Bereich für die Patientenversorgung ganz besonders wichtig ist. Die meisten Angstpatienten kommen mit einer psychiatrischen Klinik nämlich gar nicht in Berührung. Und wenn doch irgendwann eine Behandlung im stationären oder tagesklinischen Bereich einer Klinik notwendig werden sollte, dann ist die ambulante Weiterbehandlung immer das Ziel: Der Patient soll wieder seinem normalen Alltag nachgehen können und wird im ambulanten Bereich seine Termine wahrnehmen. Doch wie sieht die ambulante Behandlung genau aus?

Rahmenbedingungen einer ambulanten Therapie

Am wichtigsten, und ich wiederhole mich an dieser Stelle gerne, ist eine regelmäßige psychotherapeutische Behandlung. Diese wird bei den meisten Angstpatienten zu einem Großteil aus einer **verhaltenstherapeutisch orientierten Psychotherapie** bestehen. Je nach Art und Ausprägung der Angsterkrankung können auch andere Therapieverfahren sinnvoll sein: etwa die Tiefenpsychologie oder die bereits beschriebene Behandlung mittels klinischer Hypnose. In der Regel kommt der Patient einmal in der Woche für 50 Minuten in die Praxis eines Psychotherapeuten. Nach einigen Probestunden stellt der Psychotherapeut dann einen Antrag auf Übernahme der Kosten bei der Krankenkasse und wird den weiteren Ablauf mit dem Patienten besprechen. Meist werden zunächst 25 Stunden absolviert, bei Notwendigkeit kann die Therapie verlängert werden. Zur gezielten Behandlung der Ängste mittels Expositionen können Stunden auch zusammengefasst werden, um mehr Zeit zu haben. Während meiner Ausbildung zum Verhaltenstherapeuten bin ich dann mit meinen Patienten auch mal U-Bahn gefahren oder war im Supermarkt einkaufen.

Frühzeitig um einen Therapieplatz bemühen

In der Regel werden die Kosten für eine Psychotherapie von allen Krankenkassen übernommen, wobei natürlich gewisse Voraussetzungen zu beachten sind. Ein sehr viel größeres Problem ist jedoch die Tatsache, dass man mitunter sehr lange auf einen Therapieplatz warten muss. Es gibt einfach viel zu wenige Psychotherapeuten in Deutschland. Es ist deshalb in jedem Fall sinnvoll, sich frühzeitig um die Aufnahme einer Psychotherapie zu kümmern.

Der Hausarzt als erster Ansprechpartner

Die zweite Säule der ambulanten Weiterbehandlung ist die Betreuung durch den psychiatrisch versierten Arzt. Warum ich diese Formulierung gewählt habe? In vielen Fällen haben Angstpatienten zunächst **Kontakt zu ihrem Hausarzt.** Häufig bemerken Angstpatienten anfangs die körperlichen Symptome wie beispielsweise das Herzrasen. Eine umfangreiche organische Abklärung ergibt dann keinen Befund, sodass der Hausarzt in der Folge meist den Verdacht auf eine psychische Ursache äußert. Der Hausarzt ist häufig auch der Arzt, der den Patienten bereits eine ganze Weile lang begleitet hat. Nun ergibt sich auf einmal ein völlig neuer Sachverhalt: Es steht eine psychische Erkrankung im Raum. So wie jemand, der bislang keine Brille benötigt hat, nicht unbedingt einen Augenarzt zum Kreis seiner Vertrauten zählt, so hat der neu diagnostizierte Angstpatient wahrscheinlich keinen ambulanten Psychiater. Manchmal muss man auch hier mit längeren Wartezeiten rechnen, dann beginnt der Hausarzt die psychiatrische Behandlung.

Hausärzte können nicht alles leisten

Manche Patienten möchten auch gar nicht überwiesen und weiterhin vom Hausarzt behandelt werden, da sie ihn bereits kennen und Vertrauen haben. Das ist gut nachvollziehbar und dagegen ist auch nichts einzuwenden. Viele Hausärzte sind psychiatrisch sehr versiert und behandeln Angstpatienten auch längerfristig, deswegen habe ich bewusst die Formulierung eines psychiatrisch versierten Arztes gewählt. Es ist eine Frage des **Tätigkeitsschwerpunkts des Hausarztes.** Kein Hausarzt kann alle Themenbereiche der Medizin vollständig abdecken, das ist auch gar nicht seine Aufgabe. So wie bei einigen Erkrankungen des Herzens die Überweisung an einen Herzspezialisten notwendig ist, so ist sie es auch bei manchen Angsterkrankungen. Das gilt insbesondere für schwere Angsterkrankungen und langwierige Verläufe. Zudem kann der Hausarzt nicht alle Medikamente verschreiben, weil die Krankenkasse dann manchmal nicht die Kosten übernimmt. Darüber hinaus ist der Psychiater zumeist auch umfassender darüber informiert, welche therapeutischen Angebote in Frage kommen, oder hat bestenfalls selbst eine therapeutische Ausbildung.

Wenn der Facharzt ins Spiel kommt

Ein Psychiater oder Nervenarzt hat also erstens mehr Erfahrung mit psychischen Erkrankungen und zudem in der Regel auch mehr Spielraum bei der medikamentösen Behandlung. Sprechen Sie mit Ihrem Hausarzt darüber! Ein guter Arzt wird Ihnen mitteilen, wann seine fachlichen Grenzen erreicht sind, und Sie an den entsprechenden **Spezialisten** überweisen. Zunächst erfolgt dann eine genaue diagnostische Einschätzung der Angsterkrankung. Findet sich diese bestätigt, wird die psychotherapeutische Behandlung geplant. Lässt sich eine ambulante Psychotherapie umsetzen? Ist eine stationäre Behandlung notwendig? Empfiehlt sich zur Überbrückung vielleicht die Behandlung in einer Tagesklinik?

Medikamentöse Behandlung

Es wird sich zudem die Frage nach einer medikamentösen Unterstützung stellen. Wie bereits erwähnt, schafft die **medikamentöse Behandlung** in einigen Fällen erst die Voraussetzungen für den Erfolg einer Psychotherapie. Vielleicht ist die Symptomatik jedoch auch ohne medikamentöse Therapie in den Griff zu bekommen? Diese Fragen wird der Psychiater mit Ihnen besprechen. Auch nach der Behandlung in einer Klinik oder Tagesklinik kommt dem ambulanten Arzt eine wichtige Funktion zu: Er verordnet weiterhin die Medikamente und nimmt im Verlauf Veränderungen der Dosis vor. Er wird auf mögliche Nebenwirkungen achten und nach ausreichend lange bestehender Stabilität mit Ihnen gemeinsam entscheiden, ob das Medikament versuchsweise abgesetzt werden kann. Meist kommen die Patienten dazu alle drei Monate zu einem Termin in der Arztpraxis vorbei.

Behandlung in der PIA

Eine ambulante Behandlung muss übrigens nicht ausschließlich in einer klassischen Arztpraxis erfolgen. Viele Kliniken bieten heutzutage auch eine Behandlung in der sogenannten PIA an. Diese Abkürzung steht für „**Psychiatrische Institutsambulanz**" und ist im Prinzip eine an die Klinik angeschlossene ambulante Arztpraxis. Durch die enge Verzahnung zwischen PIA und Klinik können die Patienten zum Beispiel auch psychotherapeutisch mitbetreut werden und im Bedarfsfall ist eine stationäre Behandlung unkompliziert zu ermöglichen.

Gleich, welche ambulante Behandlung letztlich gewählt wird, das Ziel ist bei Angstpatienten klar: Der Betroffene sollte möglichst angstfrei seinen Alltag gestalten können. Die ambulante Psychotherapie und die ambulante ärztliche Betreuung leisten dabei einen sehr wichtigen Beitrag.

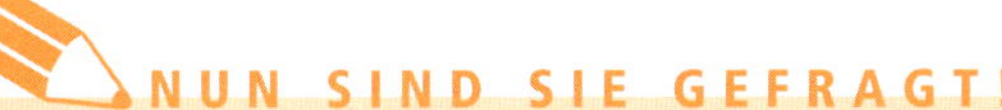

Vergegenwärtigen Sie sich noch einmal die zwei Säulen der ambulanten Behandlung. Wann ist eine Psychotherapie bei Angsterkrankungen wichtig, wann eine medikamentöse Behandlung? Wann ist beides notwendig? Welche Aufgaben hat der Psychotherapeut? Welche Aufgaben übernimmt der weiterbehandelnde Arzt? Trauen Sie sich, mit Ihrem Hausarzt auch über mögliche psychische Symptome zu sprechen!

KAPITEL

15 Die körperlichen Symptome

Teufelskreis der Angst

Die vier Komponenten der Angst (körperliche Symptome, angstmachende Gedanken, angstmachende Gefühle und angstaufrechterhaltendes Verhalten) wurden bereits erläutert und dargestellt, dass sich die vier Komponenten gegenseitig verstärken und somit den in ➤ Kapitel 5 vorgestellten **Teufelskreis der Angst** aufrechterhalten. Häufig beginnt der Teufelskreis der Angst wie im dortigen Beispiel erklärt mit einem körperlichen Symptom. Prinzipiell, das soll an dieser Stelle noch einmal gesagt werden, ist der Einstieg in den Kreis aber auch an anderer Stelle, beispielsweise über einen Gedanken, möglich. Deswegen werden im Folgenden zunächst die körperlichen Symptome behandelt und im Anschluss die anderen Einstiegsmöglichkeiten besprochen.

Körperliche Symptome aushalten

Das bereits vorgestellte Beispiel einer Beschleunigung des Herzschlags bewirkt über eine fehlerhafte Interpretation den Beginn des Teufelskreises. Bei diesem **körperlichen Symptom** handelt es sich um etwas ganz Normales, vielleicht eine Anpassungsreaktion nach vorheriger Belastung oder das Herz hat einfach so mal etwas schneller geschlagen. Die Theorie mag inzwischen klar sein, schwierig ist die Umsetzung in den Alltag. Hier hilft nur Übung und eben darum geht es in diesem Kapitel. Sie werden üben körperliche Symptome auszuhalten. Dazu müssen Sie zunächst wissen, welche körperlichen Symptome bei Ihnen auftreten.

Symptome benennen und gewichten

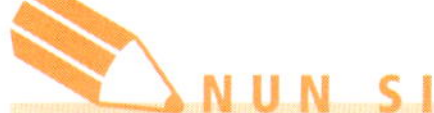

NUN SIND SIE GEFRAGT!

Erstellen Sie eine Tabelle wie unten beispielhaft dargestellt. Notieren Sie alle körperlichen Symptome, die Sie im Rahmen von Angstreaktionen bereits hatten. Das stärkste Symptom steht dabei an erster Stelle.

	Körperliches Symptom
1.	Herzrasen
2.	Schwindel
…	…

Sie haben jetzt vor sich eine sogenannte **Symptomhierarchie,** also gewissermaßen eine Rangliste ihrer körperlichen Symptome. Zunächst soll noch einmal betont werden, dass dieser Ratgeber die ärztliche Untersuchung nicht ersetzen kann. Jeder Patient, der mir Herzrasen als Symptom schildert, wird entsprechend untersucht. Und Sie werden es sich schon denken können: Von 1.000 Angstpatienten finde ich bei 999 davon keinerlei Auffälligkeiten. Vielleicht hat 1 von diesen 1.000 aber wirklich eine Herzerkrankung und weiß es einfach noch nicht. Sie sollten diese Liste daher auch mit Ihrem Arzt besprechen und körperliche Symptome abklären lassen. Ein Symptom hat erst dann eine psychische Ursache, wenn alle anderen Möglichkeiten ausgeschlossen werden konnten.

Körperliche Symptome halten die Angst aufrecht

Wenn man nun davon ausgehen kann, dass alle genannten Symptome Zeichen einer Angstreaktion sind, dann macht einen diese Auflistung irgendwie betroffen, oder? Machen Sie sich klar, dass dies die körperlichen Symptome sind, die Ihre Angst aufrechterhalten. Und genau das wollen Sie nicht mehr! Es ist allerdings nicht das **Ziel,** diese Symptome vollständig zu beseitigen, das können wir auch gar nicht. Sie werden bestimmt irgendwann mal wieder Herzrasen haben. Jeder von uns hat mal Herzrasen. In Zukunft werden Sie aber verhindern können, dass dieses Herzrasen den Teufelskreis der Angst auslösen wird.

NUN SIND SIE GEFRAGT!

Fragen Sie sich nun selbst: In welchen Situationen treten diese Symptome auf? Ergänzen Sie die Tabelle diesbezüglich wie unten dargestellt.

	Körperliches Symptom	**In welchen Situationen tritt das körperliche Symptom auf?**
1.	Herzrasen	beim Busfahren, an der Kasse am Supermarkt
2.	Schwindel	wenn ich einen Vortrag halten muss
...	...	...

Körperliche Symptome können provoziert werden und sind ungefährlich

Nun folgt eine kleine Übung, die es Ihnen ermöglichen wird, eine neue Bewertung Ihrer körperlichen Symptome vorzunehmen. Diese Übung bezeichnet man als **Symptomprovokation.** Sie sollte anfangs von einem Psychotherapeuten begleitet werden, hier stößt dieser Ratgeber also an seine Grenzen. Wir können aber einen Anfang machen und einen ersten Einstieg wagen. Bislang haben Sie wahrscheinlich alles unternommen, um die genannten körperlichen Symptome gar nicht erst aufkommen zu lassen. Im Klartext: Sie haben vermieden. Sie haben zum Beispiel keinen Vortrag gehalten, lieber nicht den Bus genommen oder jemand anderen in den Supermarkt geschickt? Jetzt werden Sie das Gegenteil tun! Nein, noch nicht Busfahren, das kommt später. Sie werden jetzt aber lernen körperliche Veränderungen zuzulassen. Dazu ist genau das Gegenteil dessen notwendig, was sie bislang gemacht haben: Sie müssen die Symptome herbeiholen. Denn nur so können Sie lernen, dass diese Symptome ungefährlich sind.

Ablauf der Symptomprovokation

Nach der Erklärung und Einweisung führt der Patient die **Übung gemeinsam mit dem Therapeuten** durch. Je nachdem welches Symptom provoziert werden soll, bietet sich eine andere Übung an. So wird der Patient beispielsweise aufgefordert, die Luft für 30 Sekunden anzuhalten oder eine Minute lang durch einen Strohhalm zu atmen. Der Körper muss sich nun auf die neuen Umweltbedingungen einstellen und Anpassungsreaktionen wie etwa ein schnellerer Herzschlag setzen ein.

Man beginnt typischerweise mit dem körperlichen Symptom, das ganz unten in der Liste steht, das also am schwächsten ist, und arbeitet sich dann langsam nach oben vor. Nach der Übung wird der Patient gebeten, die nun zwangsläufig auftretenden körperlichen Symptome bezüglich der **Stärke** auf einer Skala von 0 (keine) bis 10 (maximal) zu bewerten. In einem zweiten Schritt werden die Stärke der Angst von 0 bis 10 und die Ähnlichkeit der provozierten Angst zu einer echten Angstattacke bewertet. So findet man Schritt für Schritt heraus welche Übung am besten geeignet ist – meist die Übung, die am meisten Angst verursacht oder einer echten Angstattacke am ähnlichsten ist.

Eine Übung für zu Hause

Nun soll der Patient täglich üben und sich den körperlichen Symptomen stellen. Der Gedanke dabei: Mit zunehmender Übung verliert die Provokation ihren Schrecken und die Angst lässt immer weiter nach. Sie können das im Rahmen dieses Ratgebers in Form einer kleinen **Übung** ausprobieren:
Versuchen Sie das Bild (➤ Abb. 8) auf der nächsten Seite eine Minute lang anzuschauen. Sie werden körperliche Symptome wahrnehmen können. Versuchen Sie dennoch, das Bild eine volle Minute zu betrachten. Lenken Sie sich nicht ab und versuchen Sie auch nicht, die Übung vorzeitig abzubrechen. Nach Ablauf der Minute können Sie mit dem Lesen des Kapitels wie gewohnt fortfahren.

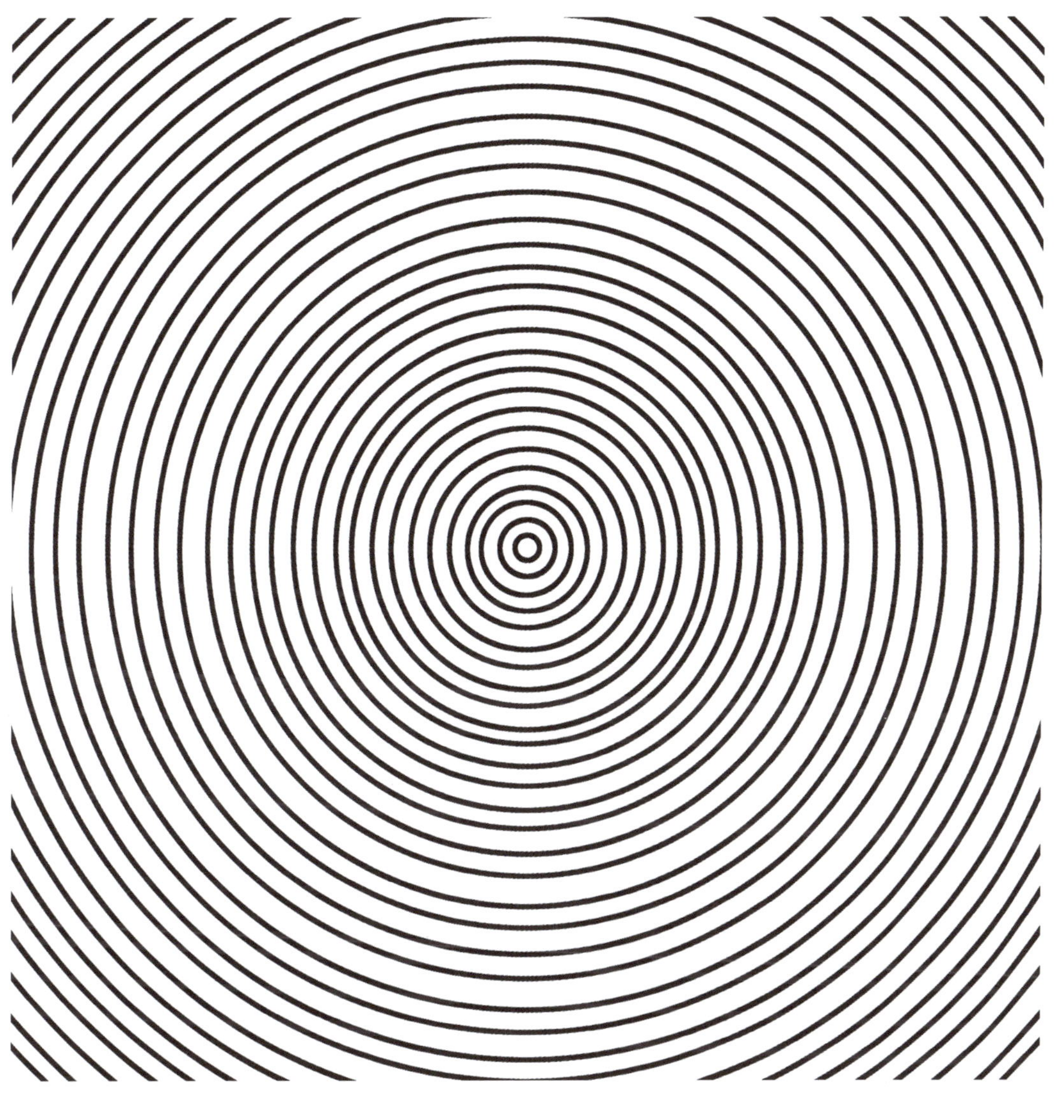

Abb. 8 Schwindelbild

Haben Sie etwas bemerkt? Den meisten Menschen wird beim Anblick dieses Bildes schwindelig, manch einem wird sogar übel. Bei manchen passiert auch gar nichts, dann ist vielleicht eine andere Art der Symptomprovokation besser geeignet. Diese sollte aber unbedingt mit dem behandelnden Therapeuten besprochen werden. Sollten Sie ein körperliches Symptom bemerkt haben, können Sie die Übung wie folgt abschließen:

NUN SIND SIE GEFRAGT!

Bewerten Sie die Stärke der aufgekommenen körperlichen Symptome wie im illustrierten Beispiel auf einer Skala von 0 (keine) bis 10 (maximal). Bewerten Sie in der zweiten Spalte die Stärke der aufgekommenen Angst ebenfalls von 0 bis 10. Die dritte Spalte soll angeben wie ähnlich die Symptome dieser Provokation denen einer echten Angstattacke waren. Benutzen Sie hier bitte erneut die Zahlen 0 (überhaupt keine Ähnlichkeit) bis 10 (nicht zu unterscheiden).

Schwindelbild Tag 1			
Körperliche Symptome	Stärke der Symptome (0–10)	Stärke der aufgekommenen Angst (0–10)	Ähnlichkeit zu einer echten Angstattacke (0–10)
Schwindel	7	5	4
Unwohlsein	4	3	4
…	…	…	…

Bewertung der Übung

So oder so ähnlich sollte Ihre Tabelle nun aussehen. Da ich in diesem Buch, anders als in der Therapiesitzung, keine Rückmeldung von Ihnen erhalte wie stark Ihre Symptome waren, empfehle ich Ihnen, diese Übung nur dann weiterzuführen, wenn die aufgekommenen Ängste im mittleren Spektrum liegen. Wenn Sie also 7 Punkte oder weniger notiert haben, lade ich Sie herzlich ein diese Übung fortzuführen. Haben Sie hingegen 8 oder mehr Punkte notiert, wirkt diese Art der Symptomprovokation so stark, dass Sie sie wirklich nur im Beisein eines ausgebildeten Psychotherapeuten durchführen sollten. Das Gleiche gilt für den unwahrscheinlichen Fall, dass Sie im Verlauf Schwierigkeiten mit der Übung bekommen sollten.

Allen anderen sei nun folgende Therapieaufgabe ans Herz gelegt:

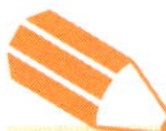

NUN SIND SIE GEFRAGT!

Führen Sie die Übung in den folgenden fünf Tagen einmal täglich durch. Der heutige Tag zählt bereits als Tag 1. Schauen Sie sich immer eine Minute lang das Bild an und füllen Sie anschließend für jeden Tag die Tabelle aus, sodass Sie schließlich sechs Tabellen vorliegen haben. Die Übung wird in fünf Tagen in ➤ Kapitel 21 wieder aufgegriffen.

Schwindelbild Tag 2			
Körperliche Symptome	Stärke der Symptome (0–10)	Stärke der aufgekommenen Angst (0–10)	Ähnlichkeit zu einer echten Angstattacke (0–10)

Schwindelbild Tag 3			
Körperliche Symptome	Stärke der Symptome (0–10)	Stärke der aufgekommenen Angst (0–10)	Ähnlichkeit zu einer echten Angstattacke (0–10)

Schwindelbild Tag 4			
Körperliche Symptome	Stärke der Symptome (0–10)	Stärke der aufgekommenen Angst (0–10)	Ähnlichkeit zu einer echten Angstattacke (0–10)

Schwindelbild Tag 5			
Körperliche Symptome	Stärke der Symptome (0–10)	Stärke der aufgekommenen Angst (0–10)	Ähnlichkeit zu einer echten Angstattacke (0–10)

Schwindelbild Tag 6			
Körperliche Symptome	Stärke der Symptome (0–10)	Stärke der aufgekommenen Angst (0–10)	Ähnlichkeit zu einer echten Angstattacke (0–10)

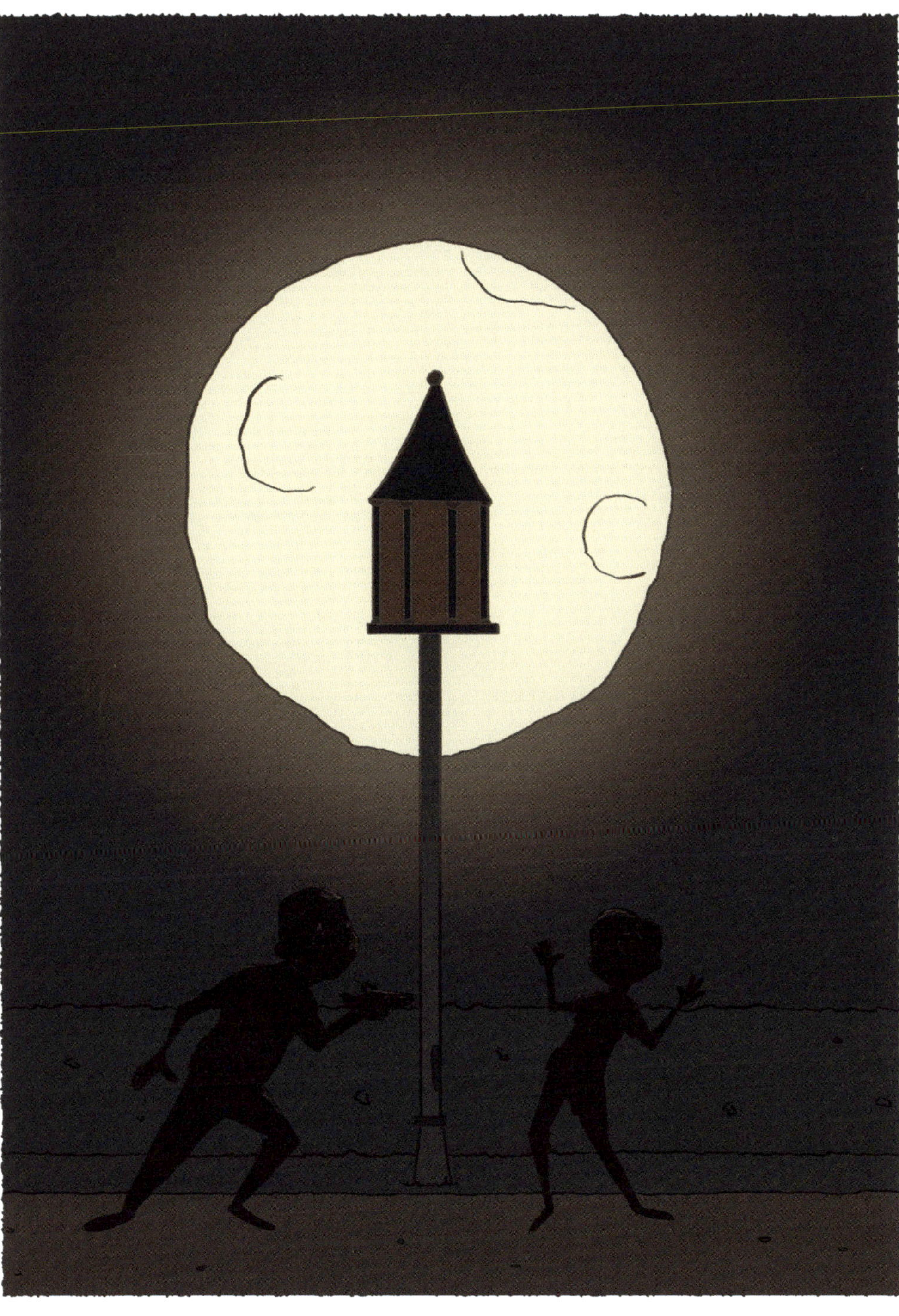

KAPITEL

16 Angstmachende Gedanken loswerden

Der Teufelskreis der Angst hat bereits verdeutlicht, dass es häufig die **falschen Interpretationen von Körpersymptomen** sind, die eine Angst erst aufkommen lassen. Gelangt man also zu einer richtigen Interpretation der Symptome, dann wird sich automatisch die im Anschluss auftretende Angst reduzieren. Folgendes Beispiel soll das Gesagte verdeutlichen:

Beispiel

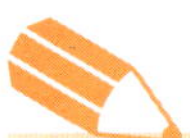

NUN SIND SIE GEFRAGT!

Schauen Sie sich das Bild (➤ Abb. 9a) links an und beschreiben Sie kurz, welches Gefühl es in Ihnen auslöst. Stellen Sie sich dazu vor, Sie wären selbst Teil dieser Szene. Wie würden Sie sich verhalten?

Ich bin kein Hellseher, wenn ich annehme, dass dieses Bild in Ihnen vermutlich eher keine positiven Gefühle ausgelöst hat. Die Frau wird gerade Opfer eines Überfalls. Die Vorstellung, in der Realität Teil dieser Szene zu sein, löst das Gefühl Angst aus. Da der Täter offensichtlich bewaffnet ist, würde man so schnell wie möglich die Polizei rufen. Ein Kampf wäre vermutlich sinnlos, man könnte dabei sogar ernsthaft verletzt werden oder gar sterben. Sollte man weglaufen? Wie kann man die Frau schützen? Die Gedanken drehen sich im Kreis, eine schwierige Situation. In jedem Fall bleibt die Szene lebensbedrohlich und angstbesetzt. Aber sind wir uns wirklich so sicher was das Bild angeht? Die Straßenlaterne wirft doch eher wenig Licht. Vielleicht könnte etwas mehr Licht die Situation klarer machen?

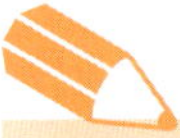

NUN SIND SIE GEFRAGT!

Schauen Sie sich nun das folgende Bild (➤ Abb. 9b) an und beschreiben Sie kurz welches Gefühl es in Ihnen auslöst. Stellen Sie sich abermals vor, Sie wären selbst Teil dieser Szene: Wie würden Sie sich verhalten?

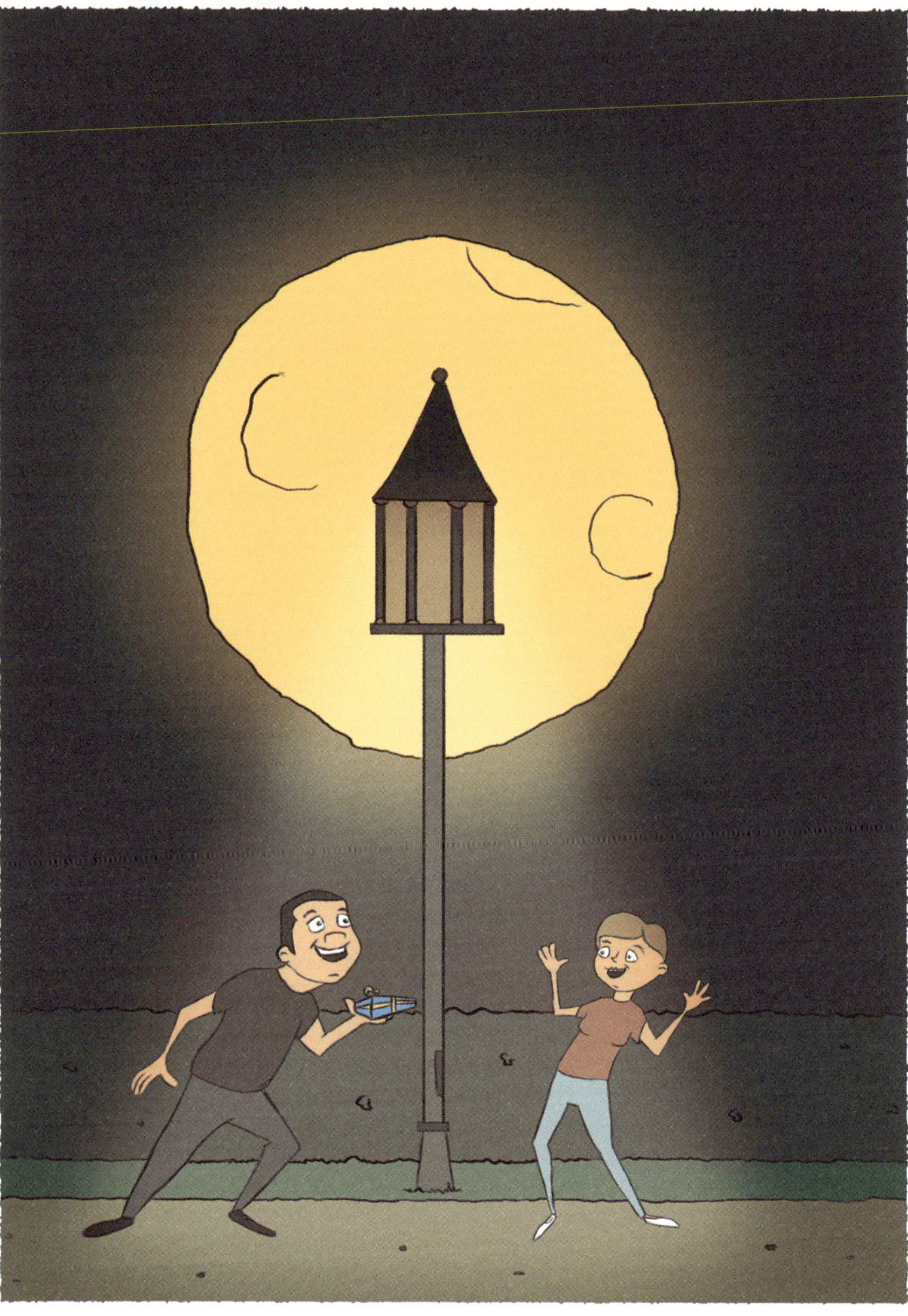

Eines scheint auf jeden Fall klar: Angst verursacht diese Szene jetzt nicht mehr. Vielleicht freut man sich für das Glück der beiden und würde als Teil der Szene vorbeigehen und lächeln.

Dieses **Beispiel** soll untermauern welche **Kraft ängstigende Gedanken** haben. Eine etwas hellere Straßenlaterne bewirkt ein völlig anderes Gefühl für die Situation. Im ersten Fall reagiert man mit Angst und ruft die Polizei. Im zweiten Fall leuchtet die Straßenlaterne etwas heller und lässt einen die Situation völlig anders wahrnehmen.

Was bedeutet das Beispiel für Angsterkrankungen?

Wie lässt sich dieses Beispiel nun **auf Angsterkrankungen übertragen?** Um keinen ganz so großen Sprung vorzunehmen, bleiben wir bei einem Herzensthema: einem dumpfen Schmerz in der Herzgegend. Der dumpfe Schmerz ist vergleichbar mit der dunklen Straßenszene. Ein Symptom, das man nicht genau zuordnen kann. Obwohl der Arzt versichert hat, dass das Herz gesund ist, verspürt man jetzt einen dumpfen Schmerz. Nach der ersten Wahrnehmung, setzt die fehlerhafte Interpretation ein: „Das muss ein Herzinfarkt sein!" Man ist sich ganz sicher, es gibt keinen Zweifel: Dumpfer Schmerz in der Herzgegend, das kann ja nur ein Herzinfarkt sein! Genau wie man bei der Straßenszene auch sofort gedacht hat, dass man Zeuge eines Überfalls wird. Aus diesem Gedanken, einen Herzinfarkt zu haben, folgt Angst. Sitzt man nun da und achtet weiter auf das Herz, führt das nur noch tiefer und tiefer in den Strudel des Angstkreislaufs.

Angstmachende Gedanken stoppen

Um die angstmachenden Gedanken abzuschalten, muss man gewissermaßen die Straßenlaterne heller machen, um die ganze Szene wahrnehmen zu können. Dazu ist ein **bewusstes Stopp-Signal** notwendig. Es kann helfen, am Anfang laut „Stopp!" zu sagen, um nicht in den Strudel zu geraten. Man hält kurz inne, um die Szene nochmals auf sich wirken zu lassen, und darf sich nicht dem ersten Gedankenimpuls hingeben. Warten, bis sich die Augen an die Dunkelheit gewöhnt haben, sich der Mond wieder zeigt oder bis die Straßenlaterne erneut aufflackert.

Die Situation von allen Seiten betrachten

In dieser einen Sekunde wird nichts passieren. Der bewaffnete Täter wird schon nicht angreifen. Genauso wie sich der mögliche Herzinfarkt innerhalb von einer Sekunde nicht verschlimmern wird. Diese eine Sekunde sollten Sie sich nehmen, schließlich kann sich die Situation völlig neu darstellen. Ist man nicht heute Morgen mit einer schmerzenden Schulter aufgewacht, weil man in einer komischen Position geschlafen hat? Könnte das den dumpfen Schmerz in der Herzgegend erklären? Waren Sie nicht gestern noch beim Sport und haben sich vielleicht etwas übernommen? Ist ein einfacher Muskelkater nicht viel wahrscheinlicher? Wenn Sie einen dieser **Alternativgedanken** annehmen können, was für ein Gefühl resultiert daraus? Muss ein Muskelkater Angst machen? Auf keinen Fall!

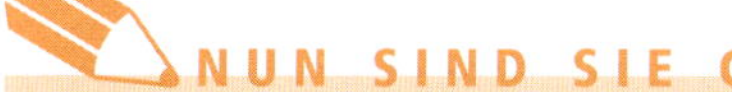

Greifen Sie nun auf ein eigenes Beispiel zurück. Beschreiben Sie ein auftretendes Symptom oder eine Ihnen angstmachende Situation. Das kann ein Herzstolpern sein, ein aufkommender Schwindel oder die Sorge, dass dem Kind etwas zugestoßen ist.

Stellen Sie nun wie im illustrierten Beispiel (➤ Abb. 10a) mit zwei Pfeilen dar, welchen Verlauf die Situation nehmen kann. Beachten Sie dabei die Aufteilung in die einzelnen Schritte. Skizzieren Sie zunächst ihren typischen Weg der Angst und überlegen Sie sich für den anderen Weg einen alternativen Gedanken bzw. eine alternative Interpretation der Situation. Wie unterscheiden sich die beiden Gedanken in den ausgelösten Gefühlen und in ihrem Ergebnis?

Die Illustration beschreibt **typische Sorgengedanken,** wie sie bei einer generalisierten Angststörung auftreten. Die Übung lässt sich jedoch auf alle Arten von Ängsten anwenden. Sie werden bereits bemerkt haben, dass sich die Interpretationen teilweise auf Wahrscheinlichkeiten stützen. Das gilt sowohl für die angstmachenden Gedanken als auch für die gesünderen Alternativgedanken. Angsterkrankte Patienten neigen dazu, Wahrscheinlichkeiten verzerrt wahrzunehmen.

Beispiel Flugangst

Ein weiteres **Beispiel** soll das verdeutlichen: Flugangst ist eine weitverbreitete Phobie. Den Kernaspekt bildet die Sorge abzustürzen und ums Leben zu kommen. Für einen Angstpatienten steht unverrückbar fest, dass das nächste Flugzeug, in das er steigen wird, auf jeden Fall abstürzen wird. Er wird folglich eine sehr hohe Wahrscheinlichkeit für einen Absturz angeben. Dabei blendet er aus, dass viele Flugzeuge Tag für Tag ganz unbeschadet am Zielort eintreffen. Mathematisch ausgedrückt ist die Wahrscheinlichkeit, durch einen Flugzeugabsturz zu sterben, dermaßen gering, dass man eigentlich keinen einzigen Gedanken daran verschwenden sollte. Genauso könnte man sich jeden Tag Gedanken darüber machen, welche Luxusyacht man sich zulegen soll, weil man bald auf jeden Fall in der Lotterie gewinnen wird. Oder beim nächsten Großeinkauf kistenweise Windeln kaufen, da man in diesem Jahr noch Vierlinge bekommt.

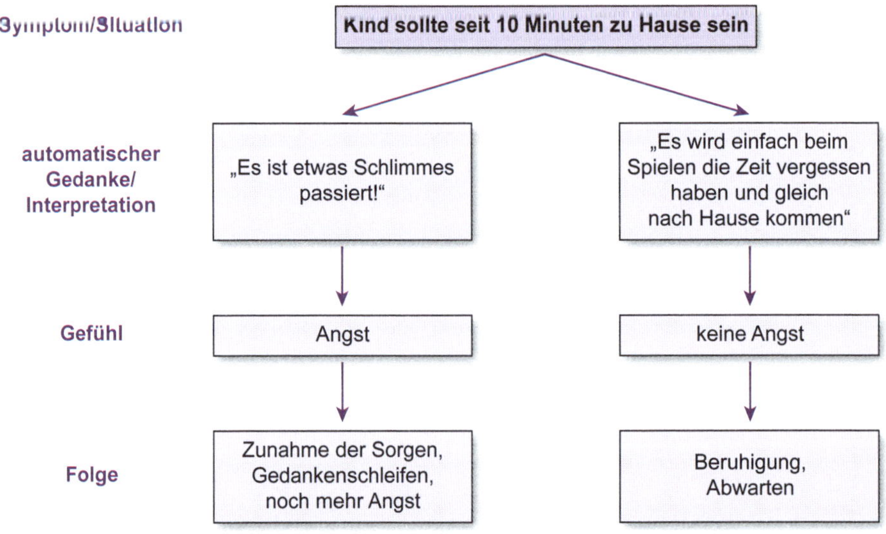

Abb. 10a Angstmachende Gedanken vs. alternative Gedanken

Auch an dieser Stelle hilft also ein kurzer Gedankenstopp, um sich klar zu machen wie wahrscheinlich das befürchtete Ereignis überhaupt ist. Klar, jeder von uns kann natürlich potenziell bei einem Flugzeugabsturz ums Leben kommen. Wenn ein solches Ereignis aber dermaßen selten vorkommt, ist es dann wert, dass man sich davon dermaßen stark einschränken und Lebensqualität rauben lässt?

Übertreibung verändert die Sichtweise

Ich erarbeite mit meinen Patienten gerne **absurde Gegenbeispiele.** Der Vergleich mit den Vierlingen wäre ein solches. Oder ich lasse die Patienten als Hausaufgabe eine Rede zur ihrer Wahl als Bundeskanzler schreiben. Keine Ahnung wie groß die Wahrscheinlichkeit ist, plötzlich Bundeskanzler zu werden, aber besser man bereitet sich darauf vor, meinen Sie nicht? Sie merken: Es geht hier nicht um exakte Mathematik, sondern darum realistische Gedanken anzunehmen. Vermutlich wird niemand in der nächsten Zeit mit einem Flugzeug abstürzen. Es wird vermutlich auch niemand plötzlich Bundeskanzler werden. Aber die Wahrscheinlichkeit, dass das um lediglich zehn Minuten verspätete Kind einfach nur die Zeit vergessen hat, ist wesentlich höher als die Wahrscheinlichkeit, dass ihm etwas Schlimmes zugestoßen ist. Eine solche Interpretation muss man üben. Viele Angstpatienten denken seit Jahren in eingespielten Mustern und es kann schwer sein sich neue Interpretationen anzueignen.

Glaubenssätze prägen die Sichtweise

Erschwerend wirken dabei die sogenannten **Glaubenssätze,** das heißt durch Erziehung und aufgrund bisheriger Erfahrungen programmierte Interpretationen. Sie ersetzen das eigenständige Denken, was manchmal ganz praktisch sein kann, aber in diesem Fall äußerst kontraproduktiv ist. Jedenfalls dann, wenn es sich um negative Glaubenssätze handelt. Ich spreche immer von der „Vererbung von Glaubenssätzen". Häufig handelt es sich nämlich um Sätze, die man schon von den Eltern im Sandkasten gehört hat. Und meistens werden diese Sätze weitergegeben, wenn die eigenen Kinder im Sandkasten sitzen.

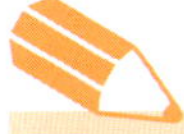

NUN SIND SIE GEFRAGT!

Ergänzen Sie die folgenden Satzanfänge, um Ihre eigenen Glaubenssätze kennenzulernen:
Man muss …
Man darf nicht/keine …
Ich bin zu …
Schon immer …
Immer wenn …, dann …
Es ist wichtig, dass …
Erinnern Sie sich, wann Sie diese Sätze das erste Mal gehört haben? Wer hat Ihnen diese Sätze vermittelt? Waren es Ihre Eltern, Großeltern, Lehrer oder Vorgesetzte? Gibt es weitere Leitsprüche in Ihrem Leben? Welche Glaubenssätze haben Sie selbst kreiert? Welche Ihrer Glaubenssätze haben Sie an andere Menschen weitergegeben?

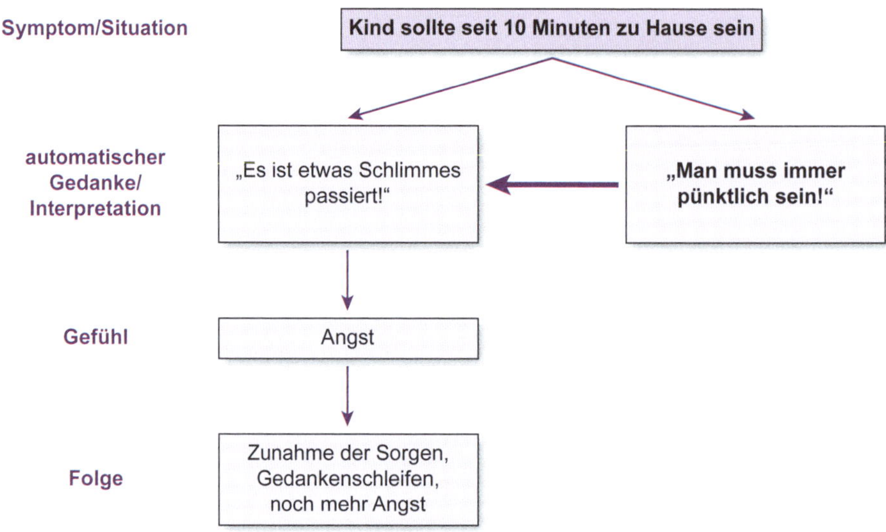

Abb. 10b Wie Glaubenssätze alternative Gedanken verhindern

Jeder hat solche Glaubenssätze und handelt unbewusst danach. Wenn man als Kind beispielsweise immer gesagt bekommen hat, keine Schwäche zu zeigen (typischer Glaubenssatz: „Man darf keine Schwäche zeigen!“), begünstigt das bei einem dumpfen Schmerz in der Herzgegend den Gedanken, einen Herzinfarkt zu haben. Man ist doch sonst immer so stark, es muss also etwas Schlimmes sein. Und wenn man von seinen Kindern erwartet, dass sie immer pünktlich zu Hause sind (typischer Glaubenssatz: „Man muss immer pünktlich sein!“), dann steht man natürlich auch sorgenvoll am Fenster, wenn die Kinder mal ein paar Minuten später kommen, weil das Spielen so viel Spaß gemacht hat. Glaubenssätze verbauen somit den Weg zu alternativen Gedanken, wie das illustrierte Beispiel (➤ Abb. 10b) zeigt.

Kennt man seine Glaubenssätze, ermöglicht das abermals, **ein inneres Stopp-Zeichen** zu setzen und die Angelegenheit erneut zu überdenken. So gelangen Sie zu einer alternativen Denkweise, die im Resultat deutlich weniger Angst beschert.

NUN SIND SIE GEFRAGT!

Betrachten Sie noch einmal die Schaubilder, die Sie im Rahmen dieses Kapitels angefertigt haben. Wo stehen Ihnen Ihre Glaubenssätze im Weg? Wo nutzen Sie Wahrscheinlichkeiten? Können Sie die alternativen Gedanken so annehmen? Sind sie realistisch? Versuchen Sie von nun an, in vergleichbaren Situationen den gedanklichen Alternativweg zu gehen.

KAPITEL

17 Mehr Gefühl, bitte!

Die Überschrift dieses Kapitels mag auf den ersten Blick verwirrend sein. Sie haben sich bislang bemüht, angstverursachende Körpersymptome und angstmachende Gedanken anders wahrzunehmen beziehungsweise zu reduzieren, und nun fordert dieses Kapitel von Ihnen mehr Gefühl? Bedeutet das, dass Sie noch mehr Angst haben sollen? Diese Formulierung deutet an, wo das Kernproblem liegt: Angstpatienten kennen häufig nur noch ein Gefühl: Angst. Alle anderen Gefühle treten in den Hintergrund. Doch weshalb ist Angst ein so stark überlagerndes Gefühl?

Angst warnt vor Gefahr

Wie zu Beginn dargestellt, hat Angst eine Schutzfunktion bei aufkommenden Gefahren: Es ist überlebenswichtig, dass **Angst als Warnsignal** funktioniert. Dafür muss das Signal aber auch ankommen und dazu ist eine gewisse Intensität erforderlich. Eine kleine Glühbirne vor einem gefährlichen Bahnübergang wird des Öfteren übersehen, ein blinkendes Warnlicht hingegen nicht. Das Gefühl von Angst ist also von Natur aus schon sehr prominent. Wenn die Angst nun ein ständiger Begleiter ist, und das ist sie bei Angsterkrankungen, dann überstrahlt sie auf Dauer alle anderen Gefühle. So fällt es Angstpatienten beispielsweise schwer Freude zu empfinden und auch als solche wahrzunehmen. Je nach Ausprägung dieser Freudlosigkeit kann bereits eine beginnende Depression erkennbar sein.

Negative Gefühle werden gern verdrängt

Neben der Tatsache, dass Angst meist sehr viel Raum im Gefühlsleben eines Patienten einnimmt, spielt auch die **Verdrängung von anderen Gefühlen** eine große Rolle. Jeder Mensch hat Gefühle, aber manch einer drängt sie bewusst oder unbewusst zur Seite, insbesondere negative Gefühle wie Ärger und Trauer. Mit denen will man sich lieber nicht auseinandersetzen und legt sie in eine tiefe Ecke des Gehirns ab und hofft, dass sie mit der Zeit Staub ansetzen werden. Das tun sie aber leider nicht: Solche nicht verarbeiteten negativen Gefühle sorgen dafür, dass die Verletzlichkeit zunimmt. Sie bedingen, dass man leichter die kritische Schwelle zu einer Angsterkrankung oder Depression erreicht. Wie eine Regentonne, die über Wochen immer weiter mit Regen gefüllt wird, nähert man sich dem Überlaufen.

Mit dem Erwachsenwerden haben manche leider etwas Wichtiges verlernt: Gefühle zuzulassen. Wer erinnert sich nicht daran, dass er als Kind nicht schlafen konnte, wenn es mal wieder Streit mit Papa oder Mama gegeben hatte? Und war es nicht etwas sehr Befreiendes, irgendwann weinend im Arm der Eltern einzuschlafen und zu wissen, dass heute zwar alles doof war, aber insgesamt doch alles gut ist? **Kinder lassen ihren Gefühlen freien Lauf,** sie lassen sich gar nicht darauf ein etwas mit sich herumzuschleppen.

Wenn der soeben getrunkene Apfelsaft eklig ist, wird das sofort mitgeteilt, ebenso die Tatsache, dass Papa an der Supermarktkasse keinen Schokoriegel kaufen möchte.

Während der Sozialisation zum Erwachsenen muss man ein anderes Verhalten erlernen. Man kann seinen Gefühlen nicht mehr ständig freien Lauf lassen und dem Chef sagen, er sei der „blödeste Chef auf der ganzen Welt!", weil man keinen Schokoriegel in Form einer Gehaltserhöhung bekommen hat. Wir **schlucken Gefühle immer wieder runter** und manch einer spricht nicht mehr über seine Gefühle und manch einer spürt sie irgendwann gar nicht mehr. Auf lange Sicht verlernen wir so, mit Gefühlen umzugehen. Wir wissen gar nicht mehr genau wie wir diesen oder jenen Gemütszustand nennen sollen. Ist das Freude, was ich da empfinde? Wie schmeckt es eigentlich, wenn ich beherzt in eine Zitrone beiße? Was löst das in mir aus? Wir verlieren die Vorstellung davon, wie es ist zu fühlen und im schlimmsten Fall bleibt nur noch das alles überragende Gefühl der Angst. Höchste Zeit also etwas dagegen zu tun!

Lernen, Gefühle zuzulassen

Im Rahmen einer Psychotherapie hat das Lernen, **Gefühle wieder zuzulassen,** einen wichtigen Stellenwert. Zunächst müssen wir uns dazu klarmachen, was Gefühle überhaupt sind. In der Tat ist es gar nicht so einfach, eine passende Definition für das Wort Gefühl zu finden. Fühlen, das ist eine Reaktion des Körpers auf einen bestimmten Reiz. So kann sich beispielsweise ein Pullover weich anfühlen, das macht aber noch kein Gefühl aus. Vielleicht ist der Pullover, gerade weil er so weich ist, unser Lieblingspullover und wir fühlen Freude, wenn wir ihn anziehen und werden wütend, wenn ihn jemand hässlich findet. Freude und Wut sind Gefühle. Sie unterscheiden sich schon allein aufgrund ihrer Vielschichtigkeit von dem simplen Fühlen der Beschaffenheit eines Pullovers.

Gefühle sind subjektiv

Ein Gefühl hat immer eine sehr **subjektive Ebene** und beinhaltet häufig bereits einen Gedanken. Wir können nur selten fühlen, ohne zu denken. Nach einem Todesfall Trauer zu fühlen ist verständlich und normal. Aber es fällt oft schwer, bei dem reinen Gefühl der Trauer zu bleiben. So mischt sich beispielsweise der Gedanke, zuletzt nicht genügend mit dem Verstorbenen unternommen zu haben, unter das Empfinden und das sorgt für ein schlechtes Gewissen und damit für eine negative Bedeutung.

Man darf nicht vergessen: **Alle Gefühle haben ihren Sinn,** selbst die unangenehmen. So warnt Ekel beispielsweise vor verdorbenem Essen. Angst hat die bereits erwähnte Schutzfunktion und sichert das Überleben. Auch Trauer ist ein wichtiges Gefühl: Sie zeigt uns auch wie sehr wir jemanden geliebt haben und dass es nun irgendwie weitergehen muss. Wenn man lernen will Gefühle zuzulassen, muss man sich zunächst bewusst machen wann und wie sie auftreten. Der Einfachheit halber sollen deswegen zwei exemplarische Gefühle herausgegriffen werden: Wut und Freude.

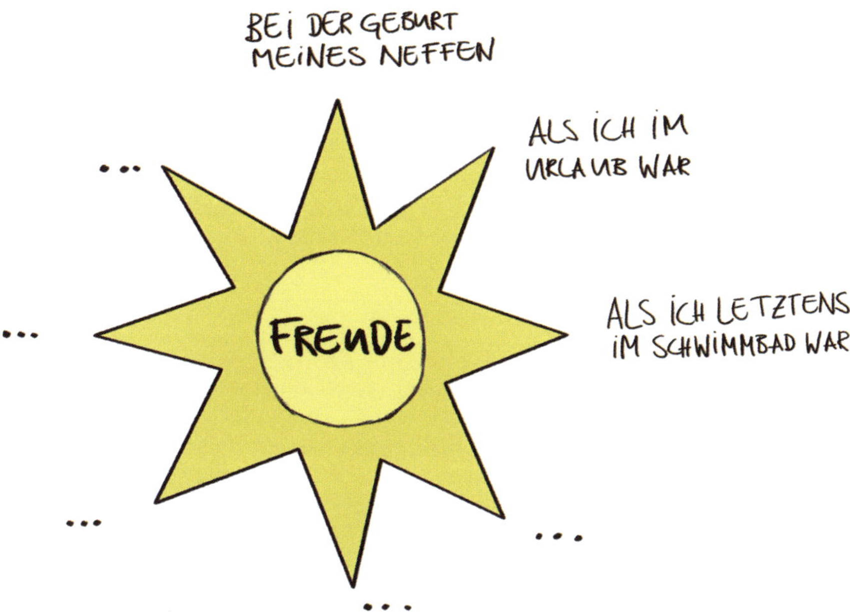

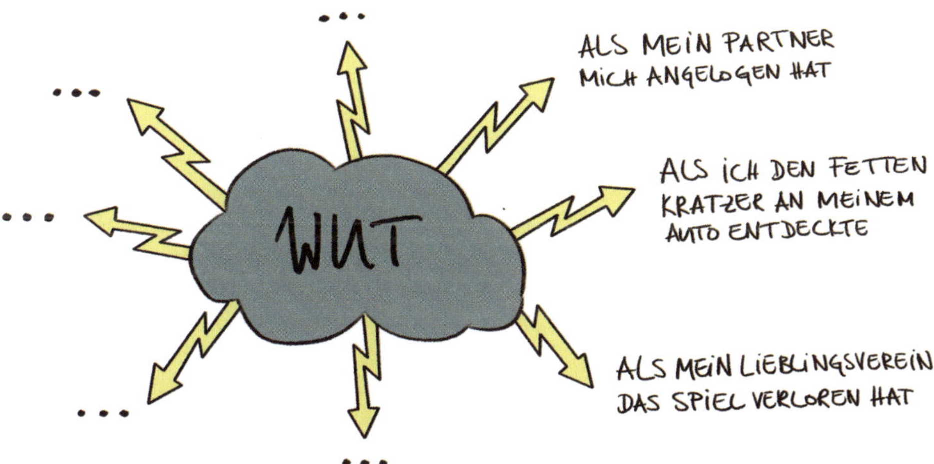

Abb. 11 Unterdrückte Gefühle wieder zulassen

NUN SIND SIE GEFRAGT!

Wann haben Sie sich das letzte Mal so richtig über etwas gefreut? Wann waren Sie das letzte Mal so richtig wütend? Versuchen Sie eine Zeichnung ähnlich wie ➤ Abbildung 11 anzufertigen.

Unterdrückte Gefühle sind Ballast

Haben Sie Ihre eigene Zeichnung anfertigen können? Oft sind einem Gefühle im Alltag nämlich gar nicht bewusst. Die biologische Funktion eines Gefühls ist es, den Körper kurzfristig zu einer Handlung oder Entscheidung zu bringen. Das spiegelt sich in der Warnfunktion der Angst wider. Unterdrückte Gefühle hingegen haben keine Funktion. Sie sind lediglich Ballast für unsere Seele.

NUN SIND SIE GEFRAGT!

Überlegen Sie nun welche der genannten Gefühle Sie eventuell unterdrückt haben könnten. Ein wichtiger Hinweis kann sein, dass Sie an diesem Punkt länger nachdenken mussten, was Sie genau in die Zeichnung schreiben sollen. Vielleicht wird Ihnen beim Nachdenken bewusst, dass Sie das eine oder andere Ereignis rückblickend nicht ausreichend lange wahrgenommen und zufriedenstellend abgeschlossen haben. Das muss übrigens nicht nur bei der Wut der Fall sein: Viele Menschen unterdrücken auch positive Gefühle wie Freude. Eine wichtige Einschränkung: An Gefühle, die im Zusammenhang mit einer Traumatisierung stehen (schwere Unfälle, Missbrauch, Gewalterfahrungen), können wir uns im Rahmen dieses Buches nicht wagen. Solche Fälle sollten zusammen mit einem Therapeuten bearbeitet werden.

Unterdrückte Gefühle wieder zulassen

Wie kann man nun unterdrückte Gefühle wieder zulassen? Das hängt natürlich stark von der Situation ab. Wenn man sich über jemanden geärgert hat, das aber bislang nicht mitteilen konnte, hilft es vielleicht einen **Brief zu schreiben** und darin auszudrücken, was einen wütend gemacht hat. Man braucht den Brief zunächst gar nicht abzuschicken, es geht um sich selbst und nicht um denjenigen, über den man sich geärgert hat.

In der Psychotherapie gibt es eine Reihe von Verfahren, in denen man lernt, sich wieder auszudrücken: **Musiktherapie, Tanz- und Ergotherapie** zum Beispiel. Im sogenannten Genusstraining lernt man, wieder zu schmecken und zu riechen. Dort beißt man vielleicht auch mal wieder in eine Zitrone und beschreibt anschließend, was man dabei fühlt. Im Rahmen einer Gruppentherapie lernt man in Rollenspielen seine Gefühle auszudrücken.

Auch im Rahmen dieses Buches können Sie lernen, Ihre Gefühle besser auszudrücken. Sie können ein Bild malen, einen Brief schreiben, sich im Fitnessstudio am Sandsack abreagieren oder in den Wald fahren, um mal richtig laut zu schreien. Natürlich können Sie dem Chef keine Ohrfeige verpassen, wenn Sie sich über ihn geärgert haben, aber wer hindert Sie daran, nach Feierabend auf einen Box-Sack einzuprügeln? Genauso können Sie auch positive Gefühle ins Gedächtnis holen und diese noch einmal genießen, zum Beispiel die Baby-Fotos des Neffen wieder einmal in Ruhe anschauen.

So lernt man, dass man negative Gefühle aushalten kann. Sie sind ohnehin schnell verflogen. Nach einer halben Stunde am Sandsack ist der Ärger meist vergessen. Und man lernt, positive Gefühle mehr wert zu schätzen. Auf lange Sicht gesehen wird die Angst nicht mehr das alles überstrahlende Gefühl darstellen, sondern das werden, was sie ist: ein notwendiges Gefühl unter einigen anderen.

NUN SIND SIE GEFRAGT!

Schauen Sie noch einmal die von Ihnen angefertigte Zeichnung an: Welche der hier vorgestellten Verhaltensweisen sind geeignet, Ihre unterdrückten Gefühle abzuschließen? Fallen Ihnen weitere Übungen ein?

KAPITEL

18 Ungünstiges Verhalten – Treibstoff für die Angst

Dieses Kapitel widmet sich der letzten der vier Komponenten der Angst: dem **angstaufrechterhaltendem Verhalten.** Einige Faktoren spielen dabei eine Rolle: Zunächst einmal besteht bei Angstpatienten eine große Verunsicherung. Sie sind unsicher in Bezug auf ihren eigenen Körper. Unsicher in Bezug auf Situationen des Alltags. Ständig leben sie in der Angst vor einer erneuten Angstattacke. Der Angstpatient hat nun zwei Möglichkeiten mit dieser Unsicherheit umzugehen. Er kann versuchen, die Angst zu kontrollieren oder sie zu vermeiden.

Die Angst kontrollieren

Die Angst zu kontrollieren ist natürlich wünschenswert und vielfach auch möglich. Wer zum Beispiel mit einem unguten Gefühl ins Flugzeug steigt, dann aber einmal tief durchatmet und sich klarmachen kann, dass alles gut gehen wird, der tut genau das. Eine solche **Kontrolle der Angst** ist letztlich auch das Ziel einer Psychotherapie.

Vermeidungsverhalten trägt dazu bei, die Angst aufrechtzuerhalten

Je nach Stärke der Angst versagen die Kontrollmechanismen aber irgendwann und da der Teufelskreis der Angst dann unweigerlich seinen Lauf nimmt, bleibt vielen Patienten nur noch die Flucht aus der Angst. Sie vermeiden die angstauslösende Situation. **Vermeidungsverhaltensweisen** tragen jedoch hauptsächlich dazu bei, Angst aufrechtzuerhalten. Wer vermeidet, kann nicht lernen, dass die Angst eigentlich unbegründet ist. Wer nicht sicher mit dem Flugzeug landet und unbeschadet aussteigt, wird seine Angst vor einem Absturz niemals ablegen können. Vermeidungsverhalten abzulegen kann sehr schwierig sein. Ein mitunter seit Jahren praktiziertes Verhalten kann man nicht über Nacht korrigieren. Schließlich ist Vermeidungsverhalten bei vielen Patienten die einzige Möglichkeit, die Angst einigermaßen erträglich zu halten.

Die Angst vor der Angst

Besonders schwierig ist eine Korrektur des Verhaltens bei Patienten, die bereits sogenannte **Angst-vor-der-Angst-Symptome** zeigen. Mit diesem Begriff wird eine zusätzliche Ebene der Angsterkrankung bezeichnet, bei der Patienten starke Ängste vor einer erneuten Angstattacke erleben. Besonders bei Panikstörungen tritt das Angst-vor-der-Angst-Phänomen auf, da hier die primären Angstreaktionen sehr heftig sind. Die Patienten befinden sich in einem anhaltenden Stresszustand, da die Angst, erneut eine Panikattacke zu erleiden, meist sehr präsent ist. In der Folge ziehen sich die Patienten meist zurück, vermeiden noch stärker und richten ihr Verhalten auf die Angst-vor-der-Angst-Symptomatik aus. Zudem werden sie äußerst hellhörig bezüglich der körperlichen Symptome und interpretieren diese vermehrt als etwas Schlimmes.

Treibstoff der Angst

Sie können sich sicher vorstellen, dass gerade das den Teufelskreis der Angst aufrechterhält. Ich bezeichne ein solches Verhalten immer als **Treibstoff der Angst.** Selbst wenn den Patienten klar ist, welchen Stellenwert körperliche Symptome, Gefühle und Gedanken haben, bleibt die Angst zunächst unantastbar, wenn keine Verhaltensänderung zu erreichen ist. Im Rahmen einer therapeutischen Behandlung der Angsterkrankung hat das Ablegen von angstaufrechterhaltenden Verhaltensweisen deshalb höchste Priorität. Schon der Begriff Verhaltenstherapie zeugt davon.

Ängsten gelassener gegenübertreten

Der Angst vor der Angst und dem Vermeidungsverhalten kann man am besten begegnen, indem man sich seinen Ängsten stellt und lernt, dass Angstattacken zwar sehr unangenehm, aber nichts Lebensbedrohliches sind. Das Ziel ist es, den Ängsten gelassener gegenüberzutreten, um sie zu besiegen. Die folgende Übung soll dies verdeutlichen.

Angstsituationen analysieren

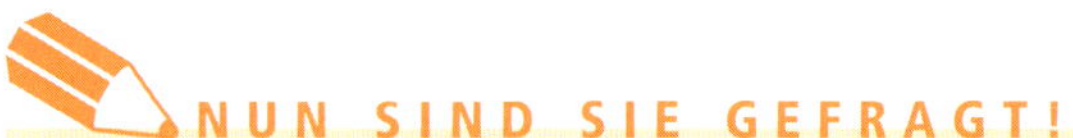

Erinnern Sie sich an eine vor Kurzem aufgetretene Angstattacke. Wir werden nun eine genaue Analyse der Angstsituation durchführen. Beantworten Sie dazu die nachfolgenden Fragen so gut sie können:

1. Wann ist die Angstattacke aufgetreten?
2. Wo befanden Sie sich zu diesem Zeitpunkt?
3. Was ist unmittelbar vor dem Auftreten der Angst geschehen?
4. Was haben Sie unmittelbar vor dem Auftreten der Angst gedacht?

5. Was haben Sie zu Beginn der Angstattacke als allererstes an sich bemerkt?
6. Was war das stärkste körperliche Symptom, das Sie verspürt haben?
7. Was war der schlimmste Gedanke, den Sie im Verlauf der Angstattacke hatten?
8. Was haben Sie im Verlauf der Angstattacke gefühlt?
9. Was haben Sie unternommen, um die Angst zu reduzieren?

10. Wann hat die Angstattacke nachgelassen?
11. Warum glauben Sie hat die Angstattacke nachgelassen?

Wie Sie bemerkt haben, orientieren sich die Fragen an den einzelnen Komponenten der Angst. Schauen wir nun, ob wir Treibstoff für die Angst erkennen und diesen bereits etwas aus dem sprichwörtlichen Tank lassen können.

Auslöser für Ängste identifizieren

Konnten Sie im ersten Block (Fragen 1–4) einen **klaren Auslöser** für Ihre Ängste benennen? Gab es eine konkrete Situation oder ein Ereignis? Wenn Sie Schwierigkeiten bei der Bearbeitung hatten, wird es Ihnen eventuell leichter gefallen sein, die vierte Frage zu beantworten. Ein solcher **gedanklicher Auslöser** kann als Hinweis auf eine Angst-vor-der-Angst-Symptomatik gewertet werden. Wie bereits erwähnt, spielen Gedanken auch bei der generalisierten Angststörung eine wichtige Rolle.

Was steht am Beginn des Teufelskreises?

Entscheidend ist die Frage, was Sie im Rahmen der Angstattacke zuerst bemerkt haben, denn hier liegt der **Beginn des Teufelskreises.** Diesen Auslöser sollten Sie von nun an gut im Auge behalten. Aber auch die nachfolgenden

Komponenten sind wichtig: Je nachdem welchen Stellenwert diese für Sie haben, werden sie als weitere für Sie wichtige Symptome und mögliche Auslöser oder Verstärker der Angst aufgefasst. Vielleicht fiel es Ihnen aber auch schwer, ein Gefühl oder ein Körpersymptom zu benennen und eine Frage blieb unbeantwortet?

Verhalten bei einer Angstattacke

Die Frage nach dem **Verhalten** (Frage 9) ist die entscheidende in diesem Kapitel. Aber erst im Zusammenhang mit den beiden letzten Fragen bringt die Antwort Sie weiter. Manch einer wird dort vielleicht notiert haben, dass er sich durch andere Interpretation der Körpersymptome oder alternative Gedanken ausreichend beruhigen konnte. Das würde mich freuen, denn dann haben Sie von den letzten Kapiteln viel mitnehmen können. Ich bin mir aber sicher, dass nicht wenige Vermeidungsverhalten wie Flucht aus der Situation oder Möglichkeiten der Ablenkung beschreiben. Wie man diese Verhaltensweisen ablegen kann, werden Sie später ausführlich sehen. Entscheidend ist auch die letzte Frage. Vielleicht sehen Sie das Ende der Angstattacke in Ihrem Vermeidungsverhalten begründet. Eine solche Zuordnung ist nachvollziehbar: Wer der Angstattacke im Bus durch Aussteigen an der nächsten Haltestelle begegnet, schafft sich kurzfristig Erleichterung. Langfristig gesehen wäre das jedoch als weiterer Treibstoff für die Angst zu werten. Sollten Sie hingegen die letzte Frage damit beantwortet haben, dass die Angstattacke einfach von selbst aufgehört hat, weil sie das ohnehin tut, dann sind Sie schon einen ganzen Schritt weiter gekommen. Das ist das Ziel: Erkennen, dass die Angst dadurch besiegt werden kann, indem man sie nicht allzu ernst nimmt.

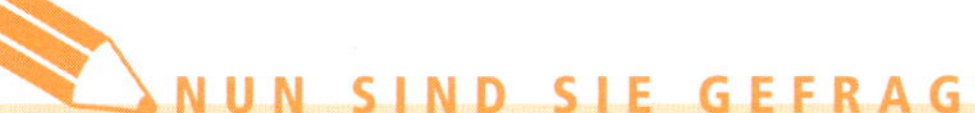

Zur Einleitung der nächsten Kapitel hier nun eine kleine Übung. Schreiben Sie Ihre Ängste auf. Schreiben Sie alles auf. Angstattacken? Höhenangst? Grübeln bei großer Sorge um die Angehörigen? Alles muss auf das Papier! Knüllen Sie nun den Zettel fest zusammen und legen Sie ihn vor sich auf den Tisch. Wir werden uns nun bemühen, die Ängste nicht mehr ernst zu nehmen. Werfen Sie das Knäuel über Ihre Schulter. Zeigen Sie mit dem Finger darauf und lachen Sie es aus. Seien Sie kreativ, schließlich wollen Sie dieses Knäuel loswerden. Das gibt Ihnen die richtige Einstellung, in den nächsten Kapiteln an den Kern der Sache zu gehen.

KAPITEL

19 Das Angsttagebuch

Sie haben es bestimmt schon in der letzten Übung gemerkt: Es kann ungemein hilfreich sein seine Ängste aufzuschreiben. Häufig wird einem auch erst durch das Aufschreiben bewusst, was überhaupt los ist. Vielleicht hatten Sie auch Schwierigkeiten, sich exakt an eine zurückliegende Angstsituation zu erinnern? In diesem Kapitel werden Sie deshalb ein sogenanntes **Angsttagebuch** anlegen.

NUN SIND SIE GEFRAGT!

Machen Sie ganz bewusst ein leeres Notizbuch zu Ihrem Angsttagebuch. Am besten kaufen Sie zu diesem Zweck ein neues Notizbuch. Es sollte möglichst handlich sein, damit Sie es bei sich tragen können, aber auch ausreichend Platz bieten. Schreiben Sie „Angsttagebuch" auf den Einband.

Das Angsttagebuch wird von nun an **nach jeder Angstsituation** zum Einsatz kommen. Der **ideale Zeitpunkt,** um zu schreiben, ist unmittelbar nach einer Angstattacke – dann ist die Erinnerung daran noch frisch. Manche Dinge kann man allerdings erst am Abend mit etwas Abstand zur Situation eintragen.

Gehen Sie strukturiert vor

Das meiste der folgenden Punkte kennen Sie bereits aus den vorherigen Kapiteln. Gewöhnen Sie sich ein möglichst strukturiertes Vorgehen an. Sie können die nachfolgende Tabelle entweder handschriftlich übertragen oder als Kopiervorlage verwenden und einkleben. Sie können die Tabelle nach Ihren Wünschen anpassen und verändern.
Gerade bei der Auflistung der Symptome bevorzugen viele Patienten einen kurzen Freitext statt der hier vorgeschlagenen Stichworte. Die genannten Stichworte sind Beispiele, eine Anpassung an Ihre individuellen Symptome ist in jedem Fall zu empfehlen. Mit etwas Übung geht das Schreiben des Angsttagebuchs irgendwann ganz leicht von der Hand.

Diese Bezeichnungen können Sie beispielsweise beim Ausfüllen verwenden.
Symptome: Luftnot (1), Zittern (2), Taubheit (3), Kribbeln (4), Herzrasen (5), Hitze (6), Kälte (7), Schwitzen (8), Übelkeit (9), Erbrechen (10), Durchfall (11), Kloß im Hals (12), Rotwerden (13), Schwindel (14), Schwäche (15), Schmerzen (16), …
Gedanken: „Ich muss sterben!" (A), „Ich löse mich auf!" (B), „Ich verliere die Kontrolle" (C), „Ich blamiere mich" (D), „Ich werde verrückt!" (E),
Gefühle: Angst (I), Scham (II), Traurigkeit (III), Hilfslosigkeit (IV), …
Reaktionen: Flucht (a), Abwarten und Aushalten (b), Aggression (c), Entspannung (d)

Datum:		**Wochentag:**		
Mit welchen Erwartungen sind Sie heute in den Tag gestartet?				
Aktivität	**Was genau? (in Stichworten)**	**Zeitraum Uhrzeit (von/bis)**	**Angstlevel 0 (keine) bis 10 (maximal)**	**Angst-/ Panikattacke? (0 = nein, X = ja)**
Arbeit/Schule/Ausbildung				
Freundeskreis/Verwandte				
Einkaufen				
Freizeit				
Sport				
Verkehrsmittel				
Sonstige				
Wie oft haben Sie eine 9 oder 10 notiert?				
Wie oft haben Sie ein X notiert?				
9, 10 oder X zu finden? Ja? Bitte unten weiter machen./Nein? Die Übung ist für heute beendet.				

Reihenfolge der Angstsituationen im Tagesverlauf (9, 10 oder X)	**1.**	**2.**	**3. (ggf. Extraspalte)**
Beginn und Ende (Uhrzeit)			
Wo waren Sie?			
Was haben Sie gemacht?/Wie war die Situation?			
Wer war dabei?			
Womit fing es an?			
Welche körperlichen Symptome haben Sie bemerkt?			
Welche Gedanken hatten Sie?			
Was haben Sie gefühlt?			
Was haben Sie unternommen, um die Angst zu reduzieren?			
Angstlevel 0 (überhaupt nicht) bis 10 (maximal)			
Durchschnittliche Angst über den Tag 0 (überhaupt nicht) bis 10 (maximal)			
Höchste Erwartungsangst vor dem erneuten Auftreten von Angst 0 (überhaupt nicht) bis 10 (maximal)			
Aktuelle Erwartungsangst vor dem erneuten Auftreten von Angst mit Uhrzeit 0 (überhaupt nicht) bis 10 (maximal)			
Schulnote für den heutigen Tag (1 bis 6)			
Welche Überschrift könnte man dem Tag heute geben?			
Was nehmen Sie sich für morgen vor?			

Um das Vorgehen anschaulicher zu machen, dient als Beispiel die E-Mail einer fiktiven Patientin an ihre beste Freundin.

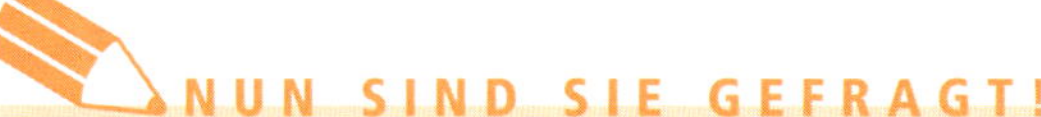

Lesen Sie die nachfolgende Beispiel-E-Mail und versuchen Sie das Angsttagebuch für die fiktive Patientin auszufüllen.

„Ich hatte heute einen wirklich schlimmen Tag. Beim Aufstehen dachte ich noch, dass ich heute endlich mal alle liegen gebliebenen Dinge erledigen könnte. Ich habe mich kraftvoll und stabil gefühlt und dachte, ich nutze den freien Tag, um einkaufen zu gehen. Ich habe dir ja erzählt, dass ich ein Geschenk für meinen Neffen suche. Er hat schon nächste Woche Geburtstag. Ich dachte, ich nehme schnell den Bus zum Einkaufscenter. Um 10:30 Uhr stehe ich also pünktlich an der Bushaltestelle und warte. Keine große Sache, die Fahrt dauert ja lediglich 20 Minuten. Doch heute war der Bus total überfüllt. Kaum war ich drinnen, bekam ich auf einmal keine Luft mehr und mir wurde schwindelig. Ich habe gedacht, ich falle gleich um! Ich hatte wirklich große Angst und habe mich geschämt. Ich bin mir nicht sicher, ob die Leute mir ansehen, dass ich so ein Angsthase bin. Meine Therapeutin hat mir empfohlen, solche Situationen immer genau zu bewerten. Ich sage dir, das war wirklich kurz vor Maximum. Ich dachte mir, dass ich das jetzt durchstehen muss, das sagt meine Therapeutin auch immer.

Es wurde aber noch schlimmer: Als dann an der Haltestelle am Bahnhof noch mehr Leute zugestiegen sind, habe ich es einfach nicht mehr ausgehalten. Plötzlich kam zu der Luftnot noch eine starke Übelkeit. Meine Angst stieg maximal an. Ich glaube ich hatte eine echte Angstattacke. Mein Herz hat gar nicht mehr aufgehört zu rasen und mir wurde immer schwindliger. Ich dachte wirklich, ich muss sterben! Ich habe mich so hilflos gefühlt. Es ging nicht mehr anders, ich musste aussteigen. Draußen habe ich dann tief durchgeatmet und irgendwann ging es dann wieder. Aber ich bin dann doch lieber nach Hause gelaufen. Ich war mir ziemlich sicher, dass ich im Einkaufscenter die nächste Angstattacke bekommen hätte. Und den Bus wollte ich auf gar keinen Fall noch mal nehmen. Zu Hause ging es dann aber, ich hatte heute keine weiteren Angstattacken. Wahrscheinlich hätte ich es also doch geschafft, einkaufen zu gehen. Jetzt muss ich morgen noch mal los, ärgerlich! Was für ein verschwendeter Tag! Morgen schaffe ich es aber zum Einkaufscenter, ganz sicher!"

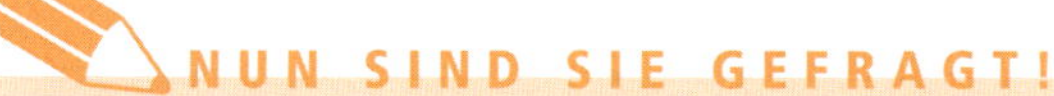

Vergleichen Sie Ihre Eintragungen nun mit der Beispiellösung (verkürztes Tagebuch):

Mit welchen Erwartungen sind Sie heute in den Tag gestartet? Kraftvoll und stabil. Dachte ich nutze den freien Tag um einkaufen zu gehen				
Aktivität	**Was genau? (in Stichworten)**	**Zeitraum Uhrzeit (von/bis)**	**Angstlevel 0 (keine) bis 10 (maximal)**	**Angst-/ Panikattacke? (0 = nein, X = ja)**
Verkehrsmittel	Bus fahren	10:30/10:40	9	X
Wie oft haben Sie eine 9 oder 10 aufgeschrieben?				1 Mal
Wie oft haben Sie ein X notiert?				1 Mal
Reihenfolge der Angstsituationen im Tagesverlauf (9,10 oder X)		**1.**	**2.**	
Beginn und Ende (Uhrzeit)		10:30–10:40	10:39	
Wo waren Sie?		Im Bus	Im Bus	
Was haben Sie gemacht?/Wie war die Situation?		Bus gefahren	Bus gefahren, noch mehr Leute steigen zu	
Wer war dabei?		alleine	alleine	
Womit fing es an?		1; 14	9	
Welche körperlichen Symptome haben Sie bemerkt?		1; 14	1, 14, 5	
Welche Gedanken hatten Sie?		„Ich falle gleich um!“ „Die Leute sehen, dass ich Angst habe“	„Ich muss sterben!“	
Was haben Sie gefühlt?		I, II	IV	
Was haben Sie unternommen, um die Angst zu reduzieren?		b	a	
Angstlevel		9	10	
Durchschnittliche Angst über den Tag			5	
Höchste Erwartungsangst vor dem erneuten Auftreten von Angst			10	
Aktuelle Erwartungsangst vor dem erneuten Auftreten von Angst mit Uhrzeit			2 (20:30 Uhr)	
Schulnote für den heutigen Tag			4	
Welche Überschrift könnte man dem Tag heute geben?			ein verschwendeter Tag	
Was nehmen Sie sich für morgen vor?			Morgen fahre ich ohne Angst zum Einkaufscenter!	

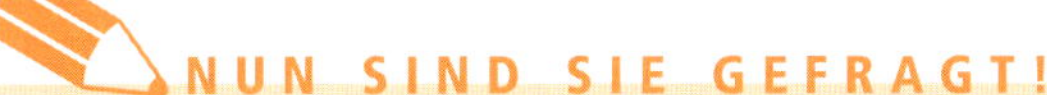

So oder so ähnlich sollte auch Ihr Beispiel aussehen. Wenn Sie Schwierigkeiten hatten, ist das kein Problem: Man muss das Führen eines Angsttagesbuchs üben. Warum fangen Sie nicht gleich heute damit an? Da Sie ja seit einiger Zeit täglich mit den Schwindelbildern arbeiten, liefern diese vielleicht erste Eintragungen für das Tagebuch?

KAPITEL

20 Die erste Angstattacke im Rückblick

Die eigene Biografie visualisieren

Das Angsttagebuch liefert Ihnen ab jetzt verlässliche Daten zu Ihren aktuellen Angstattacken. Zur effektiven Behandlung ist es jedoch auch notwendig, zurückzuschauen. Im Rahmen einer Psychotherapie stellt das **Aufstellen der Biografie** eine wichtige Basis für die therapeutische Arbeit dar. So lernt der Therapeut den Patienten kennen und kann entsprechende Schwerpunkte setzen. Zur visuellen Darstellung hat sich die sogenannte **Lebenslinie** bewährt. Hierbei werden chronologisch wichtige Ereignisse im Leben des Patienten dargestellt und auf einer Skala der jeweiligen Belastung zugeordnet. Wie bereits dargestellt, sorgen belastende Ereignisse dafür, dass eine Angsterkrankung entstehen kann. In der Lebenslinie finden sich häufig erste Hinweise auf einen Zusammenhang zwischen einem belastenden Lebensereignis und der Ausprägung einer Angsterkrankung. Das müssen nicht zwingend schlechte Lebensereignisse sein. Eine Hochzeit kann ein ebenso belastender Auslöser sein wie der Abschluss der Ausbildung. Bei den meisten Angstpatienten findet man 12 Monate vor dem ersten Auftreten von Angstsymptomen ein belastendes Lebensereignis.

NUN SIND SIE GEFRAGT!

Denken Sie nun bitte an Ihr bisheriges Leben und zeichnen Sie eine Lebenslinie wie im Beispiel (➤ Abb. 12) erläutert. Entscheidend ist, dass Sie die für Sie wichtigen Ereignisse aufführen. Wenn Sie sich an Zeiten erinnern können, in denen Sie vielen Belastungen ausgesetzt waren, zeichnen Sie das Ereignis bitte entsprechend höher in der Kurve ein. Wenn es Zeiten mit weniger Belastungen gab, entsprechend tiefer. Beschriften Sie die einzelnen Punkte mit einem Stichwort und dem ungefähren Zeitraum, um so ein möglichst vollständiges Bild ihrer bisherigen Biografie zu erhalten. Nach dem Einzeichnen der ersten von Ihnen bemerkten Angstsymptome können Sie die Arbeit an der Lebenslinie zunächst pausieren.

Auslöser einer Angsterkrankung identifizieren

Das Beispiel zeigt welche Belastung vermutlich zum **Auslöser der Angsterkrankung** wurde: Die Pflege und der Tod des Vaters sowie die anstehende Hochzeit führten zu einer dauerhaft hohen Belastung. Die ersten Symptome werden hier etwa sieben Monate nach der höchsten Belastung beschrieben und äußerten sich durch eine Angstattacke in einem Supermarkt.

Faktoren bei der Entstehung einer Angsterkrankung

In der Biografie von Angstpatienten spielen Krankheit und Tod von Familienangehörigen häufig eine Rolle bei der **Entstehung der ersten Angstsymptome.** Krankheit oder Tod nahestehender Personen führen häufig zur Konfrontation mit dem eigenen Körper. Auch eigene Erkrankungen spielen eine große Rolle. So kommt es etwa häufig nach der Diagnose einer Herzerkran-

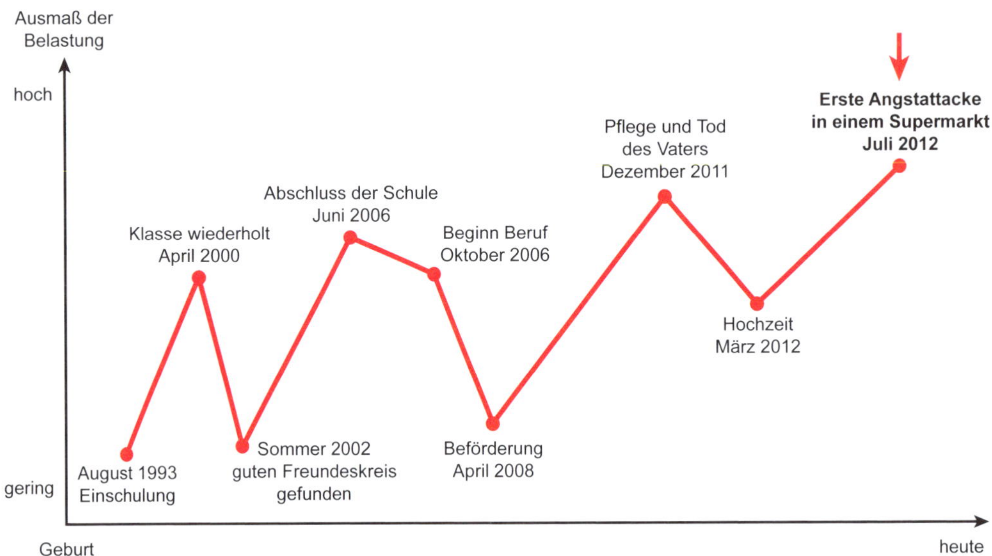

Abb. 12 Lebenslinie

kung zur Ausbildung einer Angststörung. Entscheidend sind zudem alltägliche Stressoren wie Schwierigkeiten in der Partnerschaft, im Freundeskreis oder in der Familie. Belastungen am Arbeitsplatz und der Umgang mit den Kollegen spielen ebenfalls eine zentrale Rolle. Die Belastungen summieren sich und erhöhen die Verletzlichkeit für eine Angsterkrankung (➤ Kap. 6).

Stress verursacht auch körperliche Symptome

Darüber hinaus ist auch die Entwicklung von körperlichen Symptomen an Stress gebunden. Je intensiver und dauerhafter jemand Stress ausgesetzt ist, desto wahrscheinlicher entwickeln sich **körperliche Symptome.** Stress macht krank und kann auf längere Sicht beispielsweise zu Magengeschwüren führen sowie die Wahrscheinlichkeit für einen Herzinfarkt erhöhen. In beiden Fällen liegt allerdings tatsächlich eine organische Ursache für die Körpersymptome vor, die dann entsprechend zuerst behandeln wird.

Doch auch ohne organische Schäden richtet Stress bereits eine Menge im Körper an. Wenn man unter Stress steht, schaltet der Organismus hoch. Die Wirkung einer normalen Angstreaktion bei Gefahr und einer **Stressreaktion** sind sich sehr ähnlich: Der Körper treibt sich zu mehr Leistungsfähigkeit. In der Folge schlägt beispielsweise das Herz schneller und der Körper stellt die Blutversorgung entsprechend um. Man schwitzt, es wird einem flau im Magen. Hier sorgt der Stress also wie von selbst für die körperlichen Symptome. Und die, das haben wir bereits gehört, stellen den idealen Beginn für den Teufelskreis der Angst dar. Wird das Ganze nun zu einer Dauerbelastung, stressen die körperlichen Symptome irgendwann zusätzlich. Man beginnt, sich vermehrt selbst zu beobachten und Symptome zu interpretieren. Nach einer gewissen Zeit hat sich eine von der Belastung unabhängige Angsterkrankung ausgebildet.

NUN SIND SIE GEFRAGT!

Nutzen Sie dieses Kapitel zur Wiederholung zurückliegender Kapitel: Schauen Sie sich dazu ruhig noch einmal das Diagramm in ➤ Kapitel 6 an. Ist Ihnen der Zusammenhang von Verletzlichkeit und Entstehung einer Angsterkrankung klar? Wiederholen Sie zudem, falls notwendig, die wichtigsten Aspekte zum Zusammenhang von körperlichen Symptomen mit dem Teufelskreis der Angst aus ➤ Kapitel 5. Machen Sie sich den zentralen Einfluss von Stress auf Angsterkrankungen klar.

Angstsymptome vor dem biografischen Hintergrund betrachten

Die ersten Angstsymptome spielen in der psychotherapeutischen Behandlung eine wichtige Rolle. Sie müssen jedoch nicht zwangsläufig die aktuelle Symptomatik widerspiegeln. Gerade bei längeren Verläufen kann sich die Angst zum Beispiel aufgrund eines ausgeprägten Vermeidungsverhaltens verändern und plötzlich auf andere Bereiche erstrecken. Man spricht in diesem Zusammenhang auch von der **„Wanderung der Angst“.**

In der verhaltenstherapeutischen Behandlung von Angsterkrankungen wird der Schwerpunkt häufig auf die aktuelle Symptomatik gelegt. Dennoch sollten die **ersten Angstsymptome** nicht außer Acht gelassen werden. Eine gute Verhaltenstherapie basiert auf der Biografie des Patienten und bezieht die ersten Symptome mit ein. Sie reicht damit vielleicht nicht an die biografische Tiefe der tiefenpsychologischen Verfahren heran, bietet aber eine gute Mischung aus Verhaltensveränderung in der Gegenwart unter Beachtung der Vergangenheit. So lassen sich Ängste auf der gesamten Lebenslinie bis zum aktuellen Zeitpunkt bearbeiten.

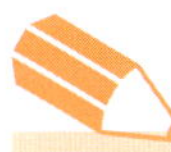

NUN SIND SIE GEFRAGT!

Führen Sie Ihre Lebenslinie nun von den ersten Angstsymptomen bis zum heutigen Tag fort.

KAPITEL

21 Angstgewöhnung gegen Vermeidungsverhalten

Vermeidungsverhalten verstärkt Ängste auf lange Sicht

Das Thema Vermeidungsverhalten, das bereits an der einen oder anderen Stelle angesprochen wurde, soll in den beiden folgenden Kapiteln ausführlich dargestellt werden. Bereits beim Teufelskreis wurde gezeigt, dass Vermeidungsverhalten kontraproduktiv ist. Es verhindert die Erfahrung, dass die Angst eigentlich unbegründet ist. Langfristig führt es sogar zu einer **Verstärkung der Angst.** Indem man angstmachende Situationen vermeidet oder sonstige Sicherheitsstrategien anwendet, lässt die Angst zwar kurzfristig nach und man kann in der jeweiligen Situation vielleicht sogar eine Verschlimmerung verhindern. Durch diesen kurzfristigen Erfolg wird Vermeidungsverhalten häufig als etwas Positives wahrgenommen. Langfristig gesehen lässt man damit der Angst aber freien Lauf und ordnet sich ihr unter.

Praktische Übung

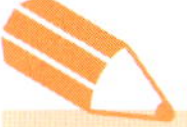

NUN SIND SIE GEFRAGT!

In den letzten sechs Tagen haben Sie täglich die Übung mit den Schwindelbildern durchgeführt! Haben Sie doch, oder? Sollten Sie die Übungen nicht gemacht haben, weil Sie es vergessen haben oder weil Sie von Anfang an 8 oder mehr Punkte vergeben haben, können Sie die nun folgende Übung dennoch in der Theorie mitverfolgen. Holen Sie nun Ihre sechs Tabellen hervor. Fällt Ihnen vorab etwas auf?

Im Idealfall sollte sich Ihr Körper über die letzten Tage schrittweise an die Schwindelbilder gewöhnt haben. Die Zahlenwerte sollten von Tag zu Tag geringer geworden sein; Beispiele zeigen die folgenden Tabellen der Tage 1, 3 und 6:

Schwindelbild Tag 1			
Körperliche Symptome	**Stärke der Symptome (0–10)**	**Stärke der aufgekommenen Angst (0–10)**	**Ähnlichkeit zu einer echten Angstattacke (0–10)**
Schwindel	7	5	4
Unwohlsein	4	3	4
…	…	…	…

Schwindelbild Tag 3			
Körperliche Symptome	**Stärke der Symptome (0–10)**	**Stärke der aufgekommenen Angst (0–10)**	**Ähnlichkeit zu einer echten Angstattacke (0–10)**
Schwindel	5	3	3
Unwohlsein	3	2	3
…	…	…	…

Schwindelbild Tag 6			
Körperliche Symptome	**Stärke der Symptome (0–10)**	**Stärke der aufgekommenen Angst (0–10)**	**Ähnlichkeit zu einer echten Angstattacke (0–10)**
Schwindel	3	1	2
Unwohlsein	2	1	1
…	…	…	…

Die Stärke des Schwindels nahm im Verlauf der sechs Tage von 7 auf 3 ab; auch das Unwohlsein hat sich von 4 auf 2 verringert. Da die Symptome nachgelassen haben, sank auch die Stärke der aufgekommenen Angst. So löste der Schwindel anfangs noch eine mittelgradige Angst von 5 aus, während die Angst nach sechs Tagen einen Punktwert von 1 erreicht. Auch beim Unwohlsein sank der Angstwert von 3 auf 1 Punkt. Da die Angst insgesamt nachgelassen hat, reduzierte sich auch die Ähnlichkeit zu einer echten Angstattacke bei beiden Symptomen. Es handelt sich hierbei natürlich um ein Idealbeispiel, das Ergebnis könnte bei Ihnen also auch anders aussehen. Bei den meisten Angstpatienten kommt es jedoch zu einer deutlichen Reduktion der Symptome.

NUN SIND SIE GEFRAGT!

Wie sieht das bei Ihnen aus? Füllen Sie die nachfolgende Tabelle aus.

Schwindelbild: Bilanz						
Körperliche Symptome	**Stärke der Symptome Tag 1**	**Stärke der Symptome Tag 6**	**Stärke der aufgekommenen Angst Tag 1**	**Stärke der aufgekommenen Angst Tag 6**	**Ähnlichkeit zu einer echten Angstattacke Tag 1**	**Ähnlichkeit zu einer echten Angstattacke Tag 6**
Symptom 1						
Symptom 2						
…	…		…		…	

NUN SIND SIE GEFRAGT!

Verringert sich die Stärke der Symptome bei Ihnen ebenfalls? Oder kamen etwa neue Symptome hinzu? Hat sich die Angst über die sechs Tage reduziert? Wie sah es mit der Ähnlichkeit zu einer echten Angstattacke aus?

Symptomreduktion nach sechs Tagen

In den meisten Fällen findet sich nach sechs Tagen die oben angesprochene **Reduktion der Symptome.** Selbst wenn neue Symptome aufgetreten sind (was selten vorkommt), sollten diese im Verlauf ebenfalls hinsichtlich ihrer Stärke und damit auch der Angst, die sie auslösen, nachgelassen haben. Ich hoffe, Sie konnten dies auch bei sich feststellen. Wenn nicht, sollten Sie an dieser Stelle aber nicht aufgeben. Bei einigen Menschen funktionieren die Schwindelbilder einfach nicht. In so einem Fall könnten Sie mit Ihrem Therapeuten eine andere Symptomprovokation versuchen. Sie können natürlich trotzdem mit der Bearbeitung des Buches fortfahren. Im Rahmen des Kapitels über Expositionen wird eine ähnliche, aber individuellere Übung durchgeführt, die Ihnen eventuell leichter fällt.

Beispiel Schwindelbild

Geht man vom Idealfall bei dieser Übung aus, ist Folgendes festzuhalten: Man gewöhnt sich scheinbar an seine Angstsymptome. Durch diese Gewöhnung ist auch die entstehende Angst im Verlauf weniger stark. Das kennt jeder aus der eigenen Biografie. Alles, was man häufiger macht, fällt einem auf Dauer leichter. Einen solchen Angstverlauf kann man in Form einer Grafik darstellen, wie in ➤ Abbildung 13 am oben genannten Beispiel der Angst durch den aufkommenden Schwindel am 1., 3. und 6. Tag.

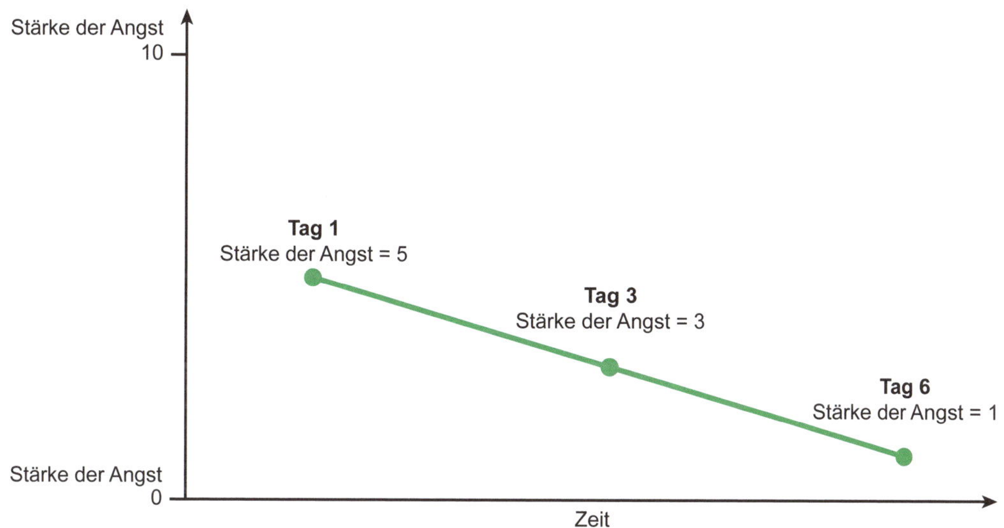

Abb. 13 Angstverlauf Schwindelbild

Angstverlauf einer ersten Exposition

Aufgrund der Tatsache, dass Sie dieses Buch lesen und nicht bei mir in der Therapiestunde sitzen, wurde ein eher schwaches Beispiel gewählt. Die Übung sollte bewusst nur dann durchgeführt werden, wenn die Angst im mittleren Bereich liegt. Der Effekt der Angstreduktion fällt jedoch noch deutlicher aus, wenn man sich im Rahmen einer Expositionsbehandlung (also der bewussten Auseinandersetzung mit angstmachenden Situationen) an maximale Ängste herantraut. Ich erinnere mich an U-Bahn-Fahrten mit Patienten, die eine Angstreduktion von 10 auf 1 innerhalb von 15 Minuten berichteten. Die typische Grafik einer solchen Exposition sieht wie in ➤ Abbildung 14 dargestellt aus.

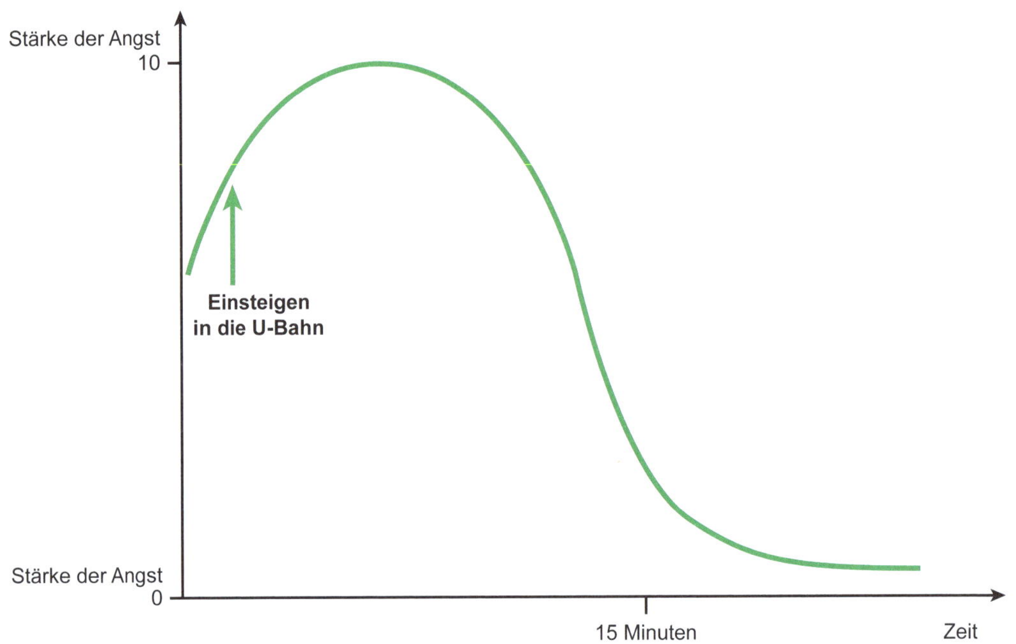

Abb. 14 Angstverlauf einer ersten Exposition

Angstverlauf einer zweiten Exposition

Ist das nicht erstaunlich? Da gibt es Patienten, die sich mitunter jahrelang quälen, U-Bahn zu fahren, und lieber laufen oder Umwege in Kauf nehmen, und nach lediglich 15 Minuten **bewusster Gewöhnung** bemerken sie, dass sie auch ohne Angst in der U-Bahn sitzen können. Natürlich bedeutet diese Erkenntnis nicht die sofortige Heilung von allen Ängsten, aber sie ist der wichtigste Schritt auf dem Weg in ein angstloses Leben. In nachfolgenden Expositionsbehandlungen muss diese Erkenntnis gefestigt werden. Die Angstkurve wird im Verlauf immer weiter abflachen. Beim zweiten Mal steigt sie vielleicht nur noch bis 8 und lässt schon nach zehn Minuten deutlich nach. Die ➤ Abbildung 15 zeigt einen typischen Verlauf der zweiten Durchführung in Rot.

Angstverlauf bei Vermeidungsverhalten

Was hat diese Menschen davon abgehalten, sich an die Angst zu gewöhnen? Die Antwort ist ganz simpel: das **Vermeidungsverhalten.** Jedes Mal, wenn die Angst nach dem Einsteigen in die U-Bahn zu groß wurde, sind sie an der nächsten Haltestelle wieder ausgestiegen. Auch hier nimmt die Angst natürlich ab und gibt den Betroffenen das Gefühl, das Richtige getan zu haben. Langfristig aber wird die Angst so nur unterdrückt. Bei der nächsten U-Bahn-Fahrt wird die Angst wieder genauso groß sein wie beim ersten Mal. Es kann einfach keine Gewöhnung stattfinden, weil das Vermeidungsverhalten in Form des vorzeitigen Aussteigens jeden Lerneffekt verhindert. Die typische Kurve eines vermeidenden Patienten sieht in unserem Beispiel so aus (➤ Abb. 16):

Während sich der nicht vermeidende Patient also im Verlauf an die Angst gewöhnen wird, erreicht der vermeidende Patient niemals den Zustand der

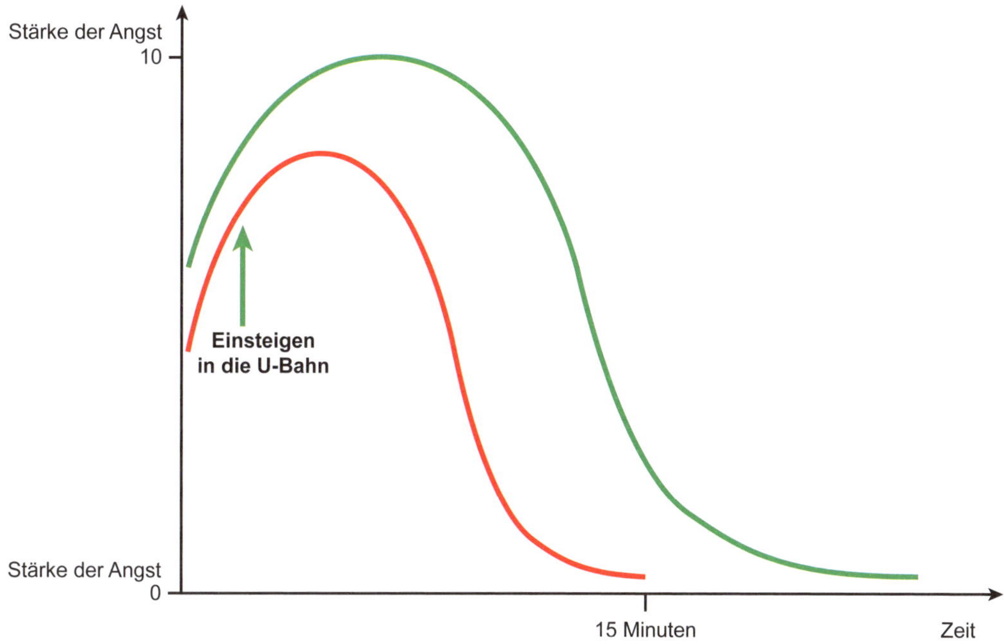

Abb. 15 Angstverlauf einer zweiten Exposition

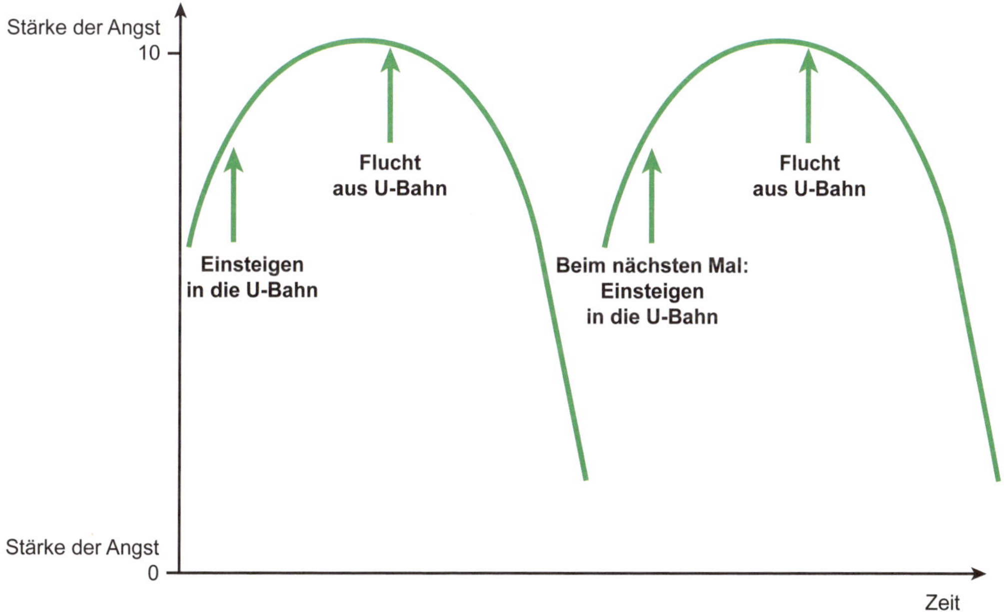

Abb. 16 Angstverlauf bei Vermeidungsverhalten

Gewöhnung. Wenn er so weitermacht, wird er sein Leben lang maximale Ängste in der U-Bahn erleben und jedes Mal wieder aus der Bahn flüchten. Wahrscheinlich wird er es irgendwann ganz aufgeben, U-Bahn zu fahren, und sich immer weiter einschränken.

Stellen Sie sich nun vor Sie hätten die Übung mit den Schwindelbildern einfach vermieden. Sie hätten beispielsweise das Buch nach zehn Sekunden Betrachtung zugeklappt, um dem Schwindel zu entgehen und es dann die letzten Tage nicht mehr zur Hand genommen. Ihnen würde die **positive Erfahrung** fehlen, dass Sie sich innerhalb von nur sechs Tagen an die Schwindelbilder gewöhnt haben. Jedes Mal, wenn Sie nun auf ein Schwindelbild stoßen, würde es Ihnen genauso viel Unbehagen und Angst bereiten wie zu Anfang. Sie hätten die Chance nicht genutzt, positive Erfahrungen zu machen. Genau das ist das Kernproblem von Vermeidungsverhalten.

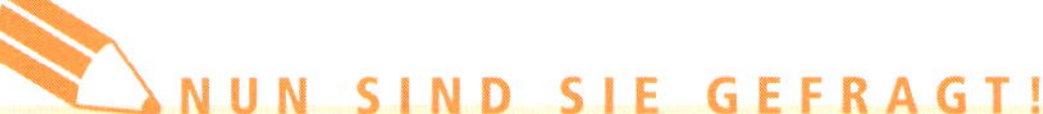

Versuchen Sie zum Abschluss, Ihre Angstkurve bei den Schwindelbildern zu zeichnen (➤ Abb. 17). Entspricht diese in etwa dem Beispiel aus der U-Bahn? Zeichnen Sie anschließend das Szenario, in dem Sie die Schwindelbilder vermieden hätten. Vielleicht haben Sie ja sogar tatsächlich vermieden? Vergleichen Sie die beiden Bilder. Angenommen, es geht nicht bloß um Schwindelbilder, sondern um eine Sache, die Sie täglich im Alltag beeinflusst (ganz so wie jemand, der nicht mehr U-Bahn fahren kann): Für welches Szenario würden Sie sich lieber entscheiden? Das der Gewöhnung oder das der Vermeidung?

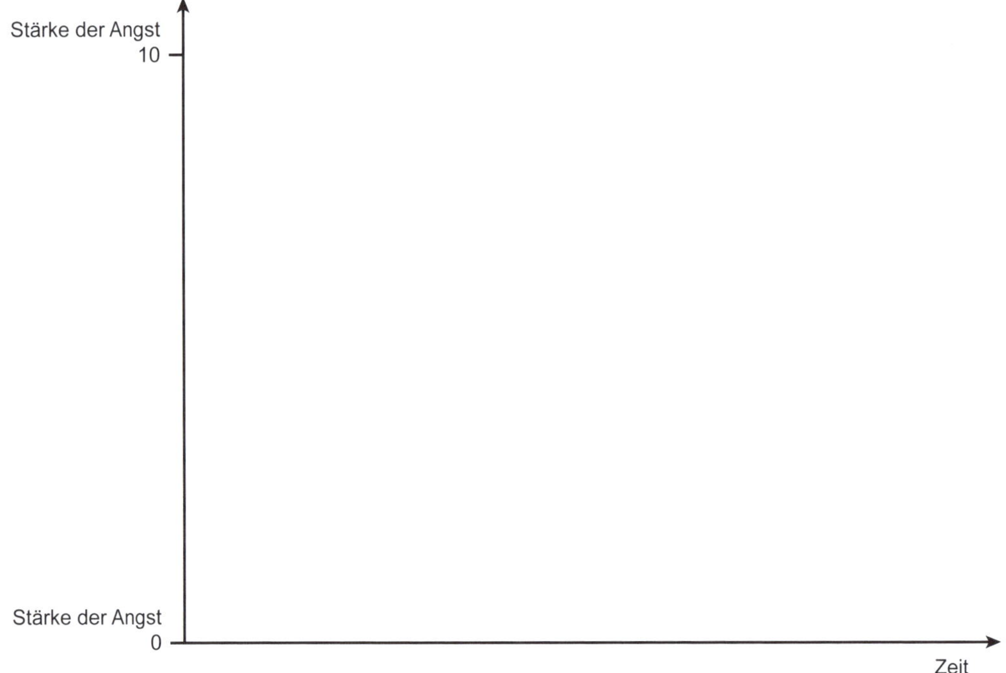

Abb. 17 Ihre eigene Angstkurve

KAPITEL

22 Die vielen Gesichter des Vermeidungsverhaltens

Vermeidungsverhalten vermeiden

Verzeihen Sie mir dieses Wortspiel, aber aus dem bislang Gesagten sollte deutlich geworden sein, dass man Vermeidungsverhalten in jedem Fall vermeiden sollte. Da stellt sich die Frage, was als Vermeidungsverhalten zu werten ist. Die offensichtliche Flucht aus der Bahn ist als solches ganz klar zuzuordnen. Doch es gibt auch wesentlich **unauffälligere Methoden,** der Angst auszuweichen, zum Beispiel in Form einer großen Sonnenbrille, die eine angstmachende Situation im Bus abdunkelt und ebenfalls als Vermeidungsverhalten zu werten ist. Das Gleiche gilt für die abschottenden Kopfhörer mit lauter Musik oder das Zählen der Punkte im Muster des Nachbarsitzplatzes. Als Faustregel kann gelten, dass alles, was die Aufmerksamkeit von der angstmachenden Situation ablenkt, als Vermeidungsverhalten zu werten ist. Schauen wir nun, welche Formen von Vermeidungsverhalten Sie bislang angewandt haben.

50 häufige Arten des Vermeidungsverhaltens

Nachfolgend sind die die **50 häufigsten Verhaltensweisen,** die Menschen in angstmachenden Situationen anwenden, um Angst zu vermeiden, aufgeführt. Gehen Sie die Verhaltensweisen im Einzelnen durch und entscheiden Sie, ob Sie das Verhalten nie, manchmal oder immer zur Bewältigung von Angst einsetzen. Wenn Sie sich bei einem Verhalten sicher sind, dass Sie es zwar einsetzen, aber nicht um Ängste zu bewältigen, setzen Sie ihr Kreuz in der Spalte „ja, aber nicht zur Vermeidung“ (zum Beispiel wenn Sie zwar immer Ihr Mobiltelefon bei sich tragen, dies aber Ihrer Meinung nach niemals getan haben, um von Ängsten abzulenken).

	Vermeidungsverhalten	**ja, aber nicht zur Vermeidung**	**nie**	**manchmal**	**immer**
1	Immer ein Mobiltelefon dabei haben				
2	Abbruch der Situation durch Flucht				
3	Beruhigende Medikamente (Stichwort: Benzodiazepine) oder Alkohol in Reichweite haben				
4	Die Telefonnummer wichtiger Bezugspersonen griffbereit haben				
5	Einen Begleiter mitnehmen, wenn Sie Verkehrsmittel nutzen				
6	Einen Begleiter mitnehmen, wenn Sie Einkaufen gehen				
7	Einen Begleiter in der Freizeit dabei haben (z. B. Fitnessstudio, Kino)				

	Vermeidungsverhalten	**ja, aber nicht zur Vermeidung**	**nie**	**manchmal**	**immer**
8	Einen Begleiter mitnehmen, wenn Sie auf eine Feier eingeladen sind				
9	Musik hören (z. B. Kopfhörer in der Bahn)				
10	Fernsehen				
11	Lesen				
12	Videospiele spielen				
13	Essen und Trinken dabei haben (einen „Snack für den Notfall“)				
14	Von der Umwelt abschotten (z. B. Kapuzenpullover und Sonnenbrille)				
15	Sich gedanklich ablenken (Erinnerungen an etwas Schönes, „andere Gedanken machen“)				
16	Sich ohne Pause unterhalten („bloß im Gespräch bleiben“)				
17	Den Weg zur nächsten Toilette suchen				
18	Den Weg zum nächsten Krankenhaus/Arzt suchen				
19	Den Weg zum nächsten Freund/Bekannten/Verwandten suchen				
20	Lebenszeichen prüfen (Puls und Blutdruck messen, Atmung zählen)				
21	Unbekannte Situationen vermeiden				
22	Aufregende Ereignisse vermeiden (Feiern, Konzerte, öffentliche Veranstaltungen)				
23	Emotionale oder spannende Filme vermeiden				
24	Ärger und Konflikten bewusst aus dem Weg gehen, stressige Situationen vermeiden				
25	Sport vermeiden				
26	Koffein vermeiden				
27	Möglichst weite Kleidung tragen				
28	Deodorant in Griffnähe haben				
29	Bestimmte Nahrungsmittel nicht essen oder darauf achten, nicht zu viel zu essen				
30	In Gesellschaft keinen Alkohol trinken				
31	In Gesellschaft nicht rauchen				
32	Lieber weniger oder gar nichts essen als nochmal einkaufen gehen zu müssen				
33	Wenn ein Geschäft sehr voll ist, lieber zu einer anderen Zeit wiederkommen				
34	Öffentliche Verkehrsmittel meiden				

	Vermeidungsverhalten	**ja, aber nicht zur Vermeidung**	**nie**	**manchmal**	**immer**
35	Flugreisen vermeiden				
36	Hochgelegene Orte vermeiden				
37	Offene Plätze vermeiden				
38	Nicht auf Feiern gehen				
39	Bei abendlichen Unternehmungen immer pünktlich sein, um die Freunde nicht suchen zu müssen				
40	Warteschlangen vermeiden				
41	Gehobene Restaurants vermeiden				
42	Orte mit Nacktheit vermeiden (Schwimmbaddusche, Fitnessstudio)				
43	Autobahnen oder viel befahrene Straßen meiden				
44	Alleine sein vermeiden				
45	Immer in der Nähe von zu Hause bleiben (längere Abwesenheiten vermeiden, keine weiten Reisen)				
46	Ausreden überlegen, um in Gesprächen schnell verschwinden zu können				
47	Sich in die Nähe eines Ausgangs setzen				
48	Entspannungsübungen (Yoga, Autogenes Training) durchführen				
49	Kontrollanrufe durchführen („Seid ihr gut angekommen?")				
50	Gedanklich laut zählen				

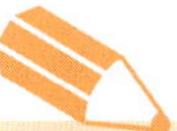

NUN SIND SIE GEFRAGT!

Die Liste ist nicht vollständig, da es je nach zugrunde liegender Angsterkrankung verschiedenste Möglichkeiten gibt zu vermeiden (➤ Abb. 18). Fallen Ihnen weitere Verhaltensweisen ein?

Auswertung der Tabelle

Sehen Sie sich zunächst die rechte Spalte an. Hier finden sich Verhaltensweisen, die Sie wahrscheinlich schon so automatisch abrufen, dass Ihnen erst jetzt bewusst wurde, dass sie als **Vermeidungsverhalten** zu werten sind. Wahrscheinlich werden Sie bei einigen aufeinanderfolgenden Fragen ein Kreuz in einer der rechten Spalten gemacht haben und dann wieder bei einigen Fragen nicht? So zielen etwa die Frage nach der weiten Kleidung und nach dem Deodorant auf das gleiche Symptom ab: die Angst zu schwitzen. Manche Fragen werden Ihnen zunächst vielleicht komisch vorgekommen sein. Was bedeutete beispielsweise die Frage nach dem Alkohol oder dem

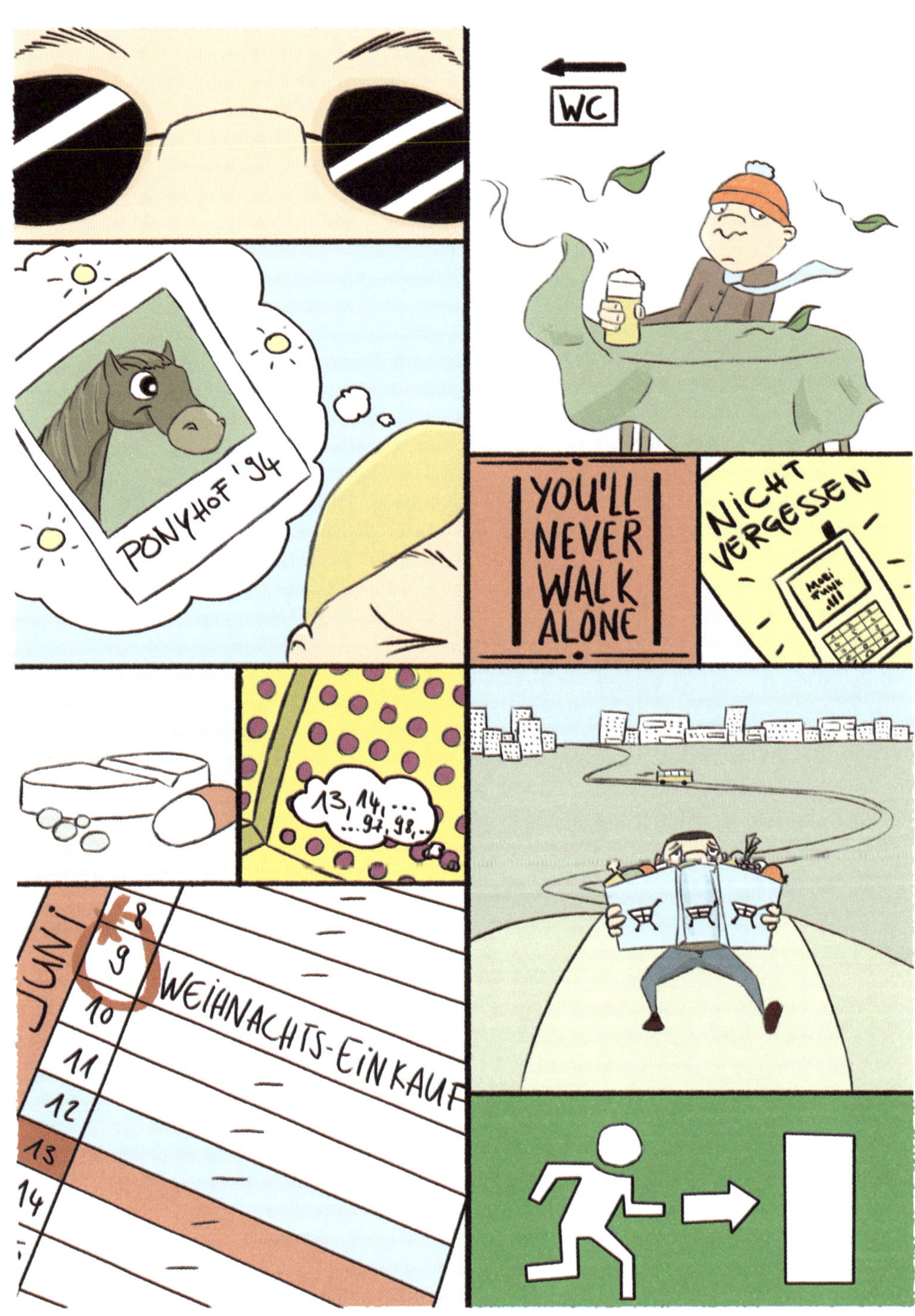

Abb. 18 Die vielen Gesichter des Vermeidungsverhaltens

Rauchen in Gesellschaft? Sollte man nicht ohnehin auf Suchtmittel verzichten? Diese Fragen weisen auf eine Angst vor dem Verlust der Kontrolle hin.

Sinn von Entspannungsverfahren

Auch die Fragen nach den **Entspannungsverfahren** werden Ihnen vermutlich merkwürdig vorgekommen sein, da Entspannungsverfahren doch einen festen Platz in der Therapie von Angsterkrankungen haben. Sie werden dort jedoch nicht eingesetzt, um Angstsymptome zu vermeiden, sondern um von vornherein weniger Angstsymptome entstehen zu lassen. Das ist ein wichtiger Unterschied. Wer in der konkreten Angstsituation Entspannungsverfahren anwendet, der vermeidet. Wer abends zum Yoga geht, um sein Anspannungsniveau zu senken, der tut sich etwas Gutes.

Pro und Contra Genussmittel

Teilweise sind die hier vorgestellten Vermeidungsverhaltensweisen auch als sinnvoll zu erachten. Wer beispielsweise bewusst auf **Koffein** verzichtet, vermeidet so die Entstehung von körperlichen Symptomen. Wenn nach dem Genuss einer Tasse Kaffee nämlich das Herz schneller schlägt, könnte dies den Teufelskreis der Angst antreiben. Insofern gilt also durchaus die Empfehlung, den Konsum von Koffein zu minimieren. Wer aber bewusst beim Frühstück den Kaffee ausschlägt, weil er Sorge hat, nach dem Genuss sofort eine Angstattacke zu erleiden, der vermeidet. Die Grenzen sind also nicht immer scharf zu ziehen und sollten am besten im Gespräch mit dem Therapeuten genauer besprochen werden.

Häufig trägt das Umfeld das Vermeidungsverhalten mit

Hervorgehoben werden soll an dieser Stelle das Vermeidungsverhalten durch die Mitnahme eines Begleiters. Hier sind vor allem liebende Partner und beste Freunde angesprochen. Das **Umfeld eines Angstpatienten** ist häufig so tief in das Vermeidungsverhalten integriert, dass es gar nicht mehr hinterfragt, warum der Betroffene ein solches Verhalten an den Tag legt. Ich musste schon mehreren Ehemännern klarmachen, dass es keine so gute Idee ist, ihre Frau durch Hinzustellen eines Klappbetts in die Klinik zu begleiten. „Aber dann hat sie Angst!“, wird häufig entgegnet. „Ja, und genau deswegen müssen Sie lernen loszulassen!“, lautet meine Antwort. Das gleiche Verhalten findet sich in Freundschaften. Wer partout als Treffpunkt immer nur die eigenen vier Wände vorschlägt, hat möglicherweise Ängste aus eben diesen vier Wänden herauszutreten. Wenn sich die beste Freundin dann über Jahre daran gewöhnt hat, immer zu Besuch zu kommen, ist hier auch Veränderungsbereitschaft seitens der besten Freundin gefordert.

Beruhigungsmittel sind Notfallmedikamente

Eine der häufigsten Formen der Vermeidung ist die ständige Mitnahme eines **Beruhigungsmittels** sowie dessen Einnahme in einer Angstsituation. Der Griff zum Benzodiazepin wirkt angstlösend, stellt aber auch eine Flucht vor der Konfrontation mit der Angst dar. Der Patient muss sich letztlich klarmachen, dass er auch ohne Beruhigungsmittel in der Lage ist, die Angst zu reduzieren. Aufgrund der Gefahr einer Abhängigkeit und der Aufrechterhaltung des Teufelskreises der Angst muss auch an dieser Stelle von der längerfristigen Einnahme von Benzodiazepinen abgeraten werden. Sie sind und bleiben Medikamente für den Notfall und sollten keinesfalls als Vermeidungsverhalten beibehalten werden. Sollten Sie an dieser Stelle also ein Kreuz bei „immer“ gesetzt haben, ist Vorsicht geboten. Sprechen Sie unbedingt mit Ihrem Arzt darüber!

Alltagsverhalten

Die Verhaltensweisen, bei denen sie „manchmal" angekreuzt haben, sollten Sie ebenfalls im Auge behalten. Allein durch das Ausfüllen der Tabelle werden Sie künftig vermutlich mehr über das Verhalten nachdenken. Hier gilt wieder die **Frage der Alltagstauglichkeit.** Beispielsweise empfinden es viele Menschen als unangenehm, in einer vollen Bar nach Ihren Freunden suchen zu müssen. Das alleine macht noch keine Angsterkrankung aus. Der Unterschied besteht darin, dass der Angstpatient wirklich immer pünktlich am Treffpunkt erscheint. Kommt er ausnahmsweise mal zu spät, geht er lieber nach Hause, als sich alleine in die volle Bar zu wagen. Das ist ein Vermeidungsverhalten.

Verhalten kontextbezogen betrachten

Es ist also vollkommen in Ordnung, vor gewissen Dingen Angst zu haben. Das ist Teil unserer Persönlichkeit. Die Ängste dürfen bloß nicht die Kontrolle übernehmen. Das tun sie aber dann, wenn ein Verhalten, das „manchmal" angewendet wird, im Laufe der Zeit „immer" genutzt wird. Es lohnt sich also auch die Verhaltensweisen anzuschauen, die jetzt nicht zwangsläufig abgelegt werden müssen. Aber jemand, der einfach nicht gerne in die Sauna geht, muss sich jetzt bitte nicht den Kopf darüber zerbrechen, warum er das tut. Es gibt eine Menge Menschen, die Sauna einfach nicht mögen, ohne dabei Ängste zu vermeiden. Man muss die Fragen also immer im **Kontext** sehen. Diesen Kontext können Sie im Gespräch mit Ihrem Therapeuten erarbeiten.

Kommen wir zu den beiden letzten Spalten: Die Spalte „nie" können Sie ignorieren. Die Spalte „Ja, aber nicht zur Vermeidung" hingegen sollten Sie genau betrachten. Jeder hat heutzutage ein Mobiltelefon dabei, wenn er aus dem Haus geht. Wie trennt man jetzt Vermeidungsverhalten von ganz normalem Verhalten? Hier ist abermals der Kontext wichtig. Durch Zusatzfragen kann der Psychotherapeut im Gespräch herausfinden, ob es sich um ein Vermeidungsverhalten handeln könnte. Wird das Mobiltelefon zum Beispiel sofort nach Betreten der U-Bahn aus der Tasche geholt? Wird es erst nach Erreichen der Zielhaltestelle aus der Hand gelegt? Das können Hinweise auf ein Vermeidungsverhalten sein. Zur Bewertung eines bestimmten Verhaltens müsse viele Dinge einbezogen werden. Der Therapeut tut dies dann beispielsweise dadurch, dass er die alles entscheidende Frage stellt: „Stellen Sie sich vor, Sie haben ihr Mobiltelefon heute zu Hause vergessen. Könnten Sie trotzdem in die Bahn einsteigen?"

NUN SIND SIE GEFRAGT!

Gehen Sie den Fragenkatalog mit diesen neuen Erkenntnissen noch einmal durch. Entscheiden Sie sich nun für maximal drei Arten von Vermeidungsverhalten. Sie sollten sich möglichst sicher sein, dass dies die Verhaltensweisen sind, die Sie am häufigsten und intensivsten nutzen, um Ängste zu vermeiden. Sollte es Verhaltensweisen geben, bei denen Sie sich unsicher sind, lassen Sie diese beiseite. Die Bearbeitung von Verhaltensweisen, die Sie nicht klar zuordnen konnten, sollte in einer Psychotherapie erfolgen. Am Ende sollten Sie mindestens eine und maximal drei Verhaltensweisen aufzählen, bei denen Sie sicher sagen können: „Dieses Verhalten wende ich an, um keine Angst zu bekommen!" Schreiben Sie diese Verhaltensweisen an eine gut sichtbare Stelle in ihr Angsttagebuch (etwa die Innenseite des Umschlags).

Derart gut gerüstet können wir uns nun an den Kern der Therapie wagen: die Exposition.

KAPITEL 23 Das Gedankenexperiment

Auf dem Weg zur Angstfreiheit

Vor der Exposition steht das Gedankenexperiment, in dem Expositionen vorbesprochen und gedanklich geübt werden. Viele Patienten haben bereits Ängste, wenn sie an die auslösende Situation denken. Somit kann eine Angstgewöhnung zunächst auf rein gedanklicher Ebene erreicht werden. Bevor man mit dem Angstpatienten also beispielsweise eine Exposition in der U-Bahn durchführt, fährt man erstmal nur in Gedanken mit ihm U-Bahn. Vor das Gedankenexperiment setze ich gerne eine andere Übung. Ich nenne sie den „**angstfreien Tag**". Lassen Sie uns diese Übung nun zusammen durchführen:

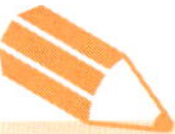

NUN SIND SIE GEFRAGT!

Stellen Sie sich vor, Sie erwachen eines Morgens, nachdem Sie ganz lange und tief geschlafen haben. Zunächst scheint alles so wie immer zu sein, aber bald bemerken Sie, dass der Traum heute Nacht scheinbar realer war als angenommen. Eine gute Fee hat Ihnen Ihren sehnlichsten Wunsch erfüllt: Sie haben ab sofort keine Ängste mehr. Wie würde dieser angstfreie Tag aussehen? Was würden Sie unternehmen? Schreiben Sie einen kurzen Aufsatz darüber wie dieser Tag verlaufen würde. Wäre es ein guter Tag?

Die aktuelle Wirklichkeit mag anders aussehen, aber noch sind Sie Ihre Ängste nicht losgeworden. Was aber, wenn ich Ihnen sage, dass Sie dazu gar keine gute Fee brauchen? Sie selbst können sich Schritt für Schritt Ihren Wunsch von einem angstfreien Tag, einem angstfreien Leben erfüllen (➤ Abb. 19).

Die Übung soll Sie motivieren, sich Ihren Ängsten zu stellen. Lassen Sie uns nun mit dem Gedankenexperiment beginnen.

Gedankenexperiment

NUN SIND SIE GEFRAGT!

Rufen Sie sich nochmals den Teufelskreis der Angst aus ➤ Kapitel 5 ins Gedächtnis. Schauen Sie dazu nochmal die Illustration aus dem Kapitel an und greifen Sie auf Ihren eigenen Teufelskreis der Angst zurück. Arbeiten Sie Ihre drei häufigsten Arten von Vermeidungsverhalten, die Sie im letzten Kapitel identifiziert haben, in den Teufelskreis ein.

Wenn wir uns nun gleich gedanklich mit Ihren Ängsten beschäftigen, werden Sie alles daran setzen, Ihre Vermeidungsverhaltensweisen nicht anzuwenden. Machen Sie sich klar, dass Sie nur so den Teufelskreis der Angst durchbrechen können.

NUN SIND SIE GEFRAGT!

Denken Sie nun an die Situation, die Ihnen Angst bereitet. Nutzen Sie dazu Ihr Angsttagebuch. Es ist wichtig, dass Sie sich die Situation so genau wie möglich vorstellen. Was passiert gerade? Was können Sie sehen? Was hören Sie? Was riechen Sie eventuell? Bleiben Sie bei der Sache und lassen Sie sich durch nichts ablenken! Versuchen Sie vor allem Ihr Vermeidungsverhalten nicht anzuwenden!

Im Rahmen einer **Psychotherapie** greift der Therapeut diese Situation auf und untersucht das Verhalten des Patienten auf vermeidendes Verhalten. Im Gespräch entfernt er schrittweise alle Sicherheitsvorkehrungen des Patienten, wie zum Beispiel das Ablenken durch Gedanken an andere Dinge. Zudem kann er die Situation für den Patienten in Gedanken weiter verschlimmern. Das tut er zum Beispiel dadurch, dass der Patient sich vorstellen soll, dass an der nächsten Haltestelle nochmal zwanzig Personen in den Bus einsteigen oder dass das Flugzeug in Turbulenzen gerät. Während der gesamten Durchführung schätzt der Patient fortwährend seine Angst auf der bekannten Skala von 0 (keine) bis 10 (maximal) ein. Wir können im Rahmen dieses Ratgebers natürlich kein echtes psychotherapeutisches Gedankenexperiment durchführen, dazu braucht es das persönliche Gespräch. Wir können aber einen kleinen Einstieg wagen:

NUN SIND SIE GEFRAGT!

Begeben Sie sich erneut gedanklich in die Ihnen angstmachende Situation. Auf einer Skala von 0 bis 10, wie stark ist Ihre Angst bei dieser Vorstellung? Zeichnen Sie bitte erneut die schon bekannte Angstverlaufskurve auf (➤ Abb. 20). Stellen Sie sich dazu vor, Sie würden sich für weitere 15 Minuten gedanklich in dieser angstmachenden Situation befinden. Wie würde die Verlaufskurve aussehen?

Im **Therapiegespräch** entgegnen nun viele Patienten, dass sie sich unter keinen Umständen vorstellen können, diese angstmachende Situation für weitere 15 Minuten zu ertragen. Der Therapeut greift nun Gedanken und mögliche Befürchtungen auf und fordert den Patienten auf, weiter an seiner Angst dran zu bleiben. Zudem achtet er weiterhin auf Vermeidungsverhalten. Je nachdem wie stark angstbesetzt die Situation für den Patienten ist, wird er verschiedene Verläufe anbieten. Manch einer mag entgegnen, dass er ohnehin gleich sterben wird, so schnell wie sein Herz jetzt schlägt. Auch wenn es hart klingen mag, aber der Abbruch des Gedankenexperiments durch den gedanklichen Tod ist eine Art des Vermeidungsverhaltens. Ich entgegne bei solchen Aussagen immer: „Für mich sehen Sie ganz lebendig aus, bleiben Sie weiter dran!" Fakt ist nämlich, dass der Patient an seiner Angst definitiv nicht sterben wird. Als Therapeut muss man an dieser Stelle manchmal etwas strenger sein. Sie können sich vorstellen, dass ein solches Gedankenexperiment für den Patienten wie für den Therapeuten äußerst anstrengend ist.

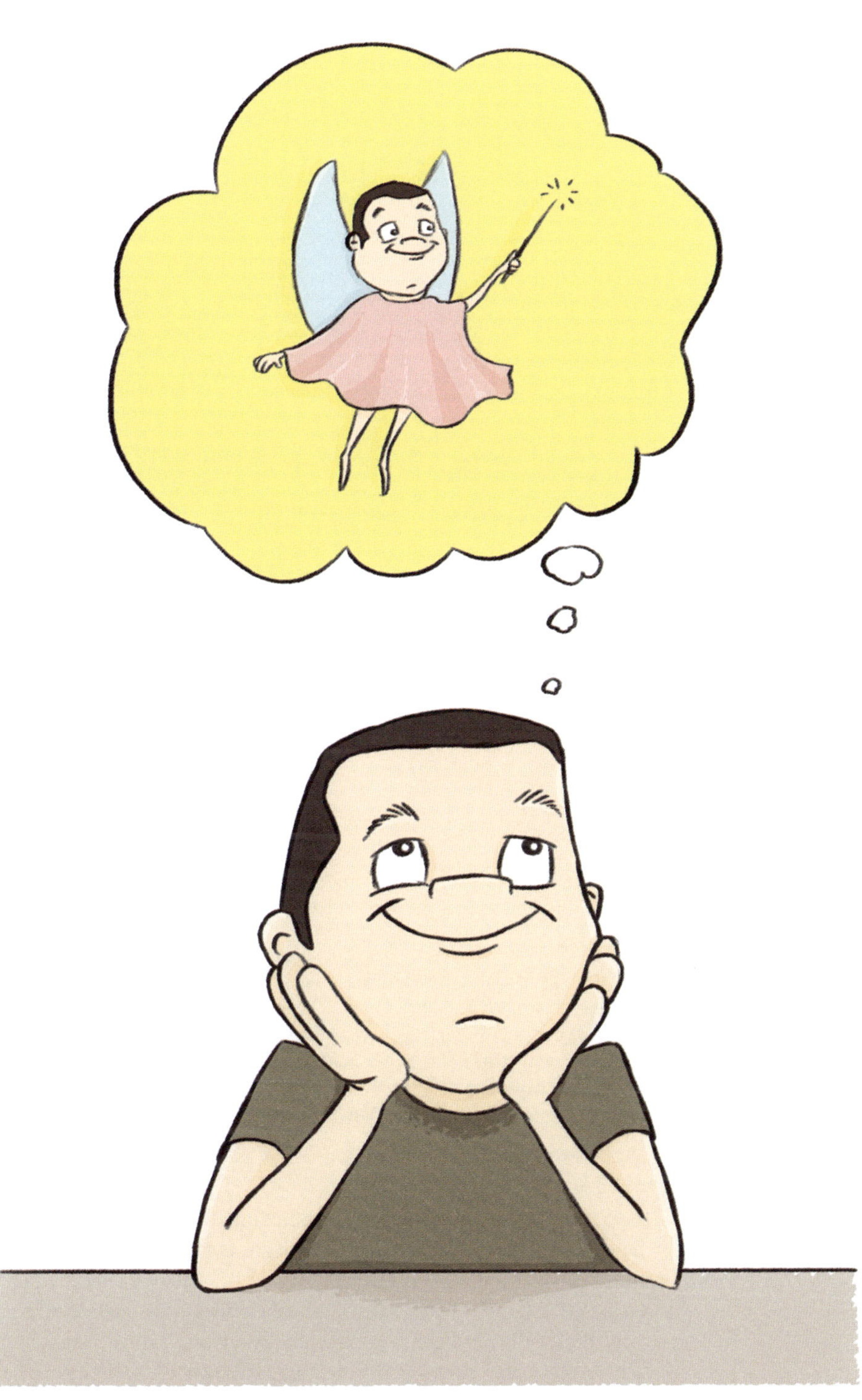

Abb. 19 Selbst eine gute Fee werden

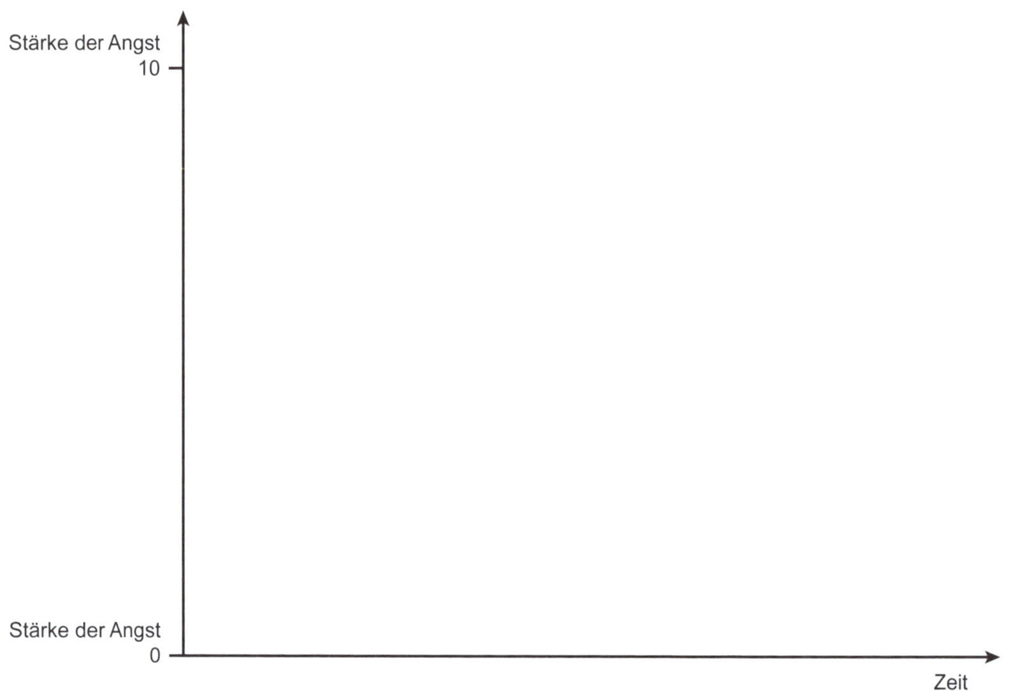

Abb. 20 Angstverlaufskurve Gedankenexperiment

NUN SIND SIE GEFRAGT!

Schauen Sie sich noch einmal Ihre **Angstverlaufskurve** an: Findet sich da eine durchgehende Linie? Oder lässt Ihre Angst im gedanklichen Verlauf bereits etwas nach? Eine durchgehende Linie bedeutet an dieser Stelle definitiv, dass Sie die weitere Exposition nur in psychotherapeutischer Begleitung durchführen sollten. Wie bereits beschrieben, sind hier die Grenzen dieses Buchs erreicht. Ohne ein persönliches Gespräch kann ich Ihnen nicht guten Gewissens empfehlen, sich Ihren Ängsten weiterhin alleine zu stellen. Das Gleiche gilt, analog zu den Schwindelbildern, wenn Ihre gedanklichen Ängste sehr stark waren. Wenn Sie bereits mit 8 oder mehr Punkten gestartet sind, sollten Sie weitere Expositionsbehandlungen ebenfalls nur in therapeutischer Begleitung durchführen. Wenn Sie 7 Punkte oder weniger notiert haben, können wir im nächsten Kapitel bereits ein bisschen Exposition durchführen.

Sich an die Angst gewöhnen

Das Ziel des Gedankenexperiments sollte Ihnen vertraut vorkommen: Es gilt die Angst so lange auszuhalten und nicht zu vermeiden, bis die **Angstgewöhnung** eintritt. Wenn Sie also in Ihrer Angstverlaufskurve bereits einen Abfall der Angst eingezeichnet haben, dann haben Sie das kleine Gedankenexperiment dieses Buches bereits erfolgreich absolviert. Natürlich nur, wenn Sie sich absolut sicher sind, kein Vermeidungsverhalten angewendet zu haben!

Im Rahmen einer Psychotherapie wird dieses Gedankenexperiment mehrfach wiederholt, um dem Patienten deutlich zu machen, dass er sich immer weiter an die Angst gewöhnen wird. Wenn die Angstsituationen dann ausreichend gedanklich vorbesprochen sind, kann man sich an die „echte“ Konfrontation mit den Ängsten wagen. Zuvor muss sich der Patient natürlich überlegen, ob er bereit ist, seine Ängste zu besiegen. Dazu hilft es, sich positive und negative Folgen der weiteren Exposition auf der einen oder der weiteren Vermeidung auf der anderen Seite klar zu machen. Eine Fortsetzung der Therapie bedeutet, dass der Patient sich richtig anstrengen muss. Er wird lernen müssen, Situationen, die ihm bislang Angst gemacht haben, auszuhalten. Das wird kein einfacher Weg werden, aber sicherlich einer, der sich lohnen wird. Denn was sind all die Mühen im Vergleich zu einem Leben ohne Einschränkungen durch eine Angsterkrankung?

KAPITEL

24 Exposition

Sich der Angst stellen

Die Exposition stellt die reale **Konfrontation mit der Angstsituation** dar. Das Prinzip ist dabei ähnlich wie bei dem vorausgegangenen Gedankenexperiment: Der Patient bleibt mithilfe des Therapeuten so lange in der Angstsituation, bis die Angst von selbst nachlässt. Zu Beginn ist dabei unbedingt die Begleitung durch den Therapeuten zu empfehlen. Dieser achtet auf eventuell angewendetes Vermeidungsverhalten und die korrekte Durchführung. Zudem kann er durch gewisse Übungen den Patienten weiter in der Angst halten. Im Verlauf soll der Patient die Übungen dann allerdings alleine durchführen. Das ist insbesondere deshalb wichtig, weil einige Patienten das Beisein des Therapeuten als Sicherheitsverhalten nutzen.

Fordern, aber nicht überfordern

Welche Situation man zu Beginn für den Patienten wählt, wird vor allem durch das Gedankenexperiment deutlich. Es muss eine **fordernde Situation** sein, allerdings sollte der Patient nicht gleich zu Beginn deutlich überfordert werden. Ich bevorzuge Übungen, die aufeinander aufbauen. So muss sich der Patient beispielsweise in der ersten Exposition damit auseinandersetzen, an der Bushaltestelle zu warten. Beim nächsten Mal fahren wir zusammen Bus und beim dritten Mal bereits U-Bahn im Feierabendverkehr. Im Rahmen dieses Buches ist natürlich keine vollwertige Exposition möglich; sie muss während einer Psychotherapie erfolgen. Aber wir können eine kleinere Expositionsübung durchführen und uns um die Vorbereitung kümmern.

Grundregeln bei einer Exposition

Damit Expositionen erfolgreich sind, müssen bestimmte **Regeln** eingehalten werden. In jedem Fall müssen Sie sich vor der Durchführung klar machen, dass Sie die Angst nicht durch Vermeidungsverhalten reduzieren oder unterdrücken werden. Dazu ist es wichtig, sich erneut in Erinnerung zu rufen, dass alle Körperreaktionen, die im Rahmen einer Angstsituation auftreten, normal sind und die Gesundheit nicht gefährden. Es kann also gar nichts passieren. Wenn diese Grundregeln klar sind, kann es losgehen.

Ihr Therapeut wird sich nun mit Ihnen in die Ihnen **angstmachende Situation** begeben. Das kann je nach zugrunde liegender Angst eine U-Bahn, ein Supermarkt oder ein Fitnessstudio sein. Es gibt Menschen, die Angst vor dem Friseur oder vor dem Fast-Food-Restaurant haben. Überall dort könnten Sie also potenziell auf das Zweiergespann Patient und Therapeut treffen. Als Therapeut muss man jedoch in jedem Fall so agieren, dass Umstehenden nicht klar ist, dass man eine Expositionsübung durchführt, das würde die Situation nur unnötig komplizierter machen.

Durchführung

In der Exposition selbst ist es wichtig, dass Sie alle aufkommenden Gedanken und Gefühle zulassen. Drängen Sie nichts weg! Beobachten Sie sich und Ihren Körper ganz genau. Der Therapeut ist nicht da, um sie zu beruhigen. Er wird alles dafür tun, Sie weiter in der für Sie unangenehmen Situation zu halten. Sie brauchen auch niemanden zur Beruhigung. Sie haben es bereits mehrfach erlebt: Die Angst lässt von selbst nach, ohne dass Sie etwas tun.

Der Therapeut wird Sie nun regelmäßig nach Ihrer **Angstskala** (0–10) fragen. Zu Beginn wird die Angst natürlich sehr hoch sein. Durch die Angstgewöhnung wird sie jedoch kontinuierlich weniger werden. Die wichtigste Voraussetzung ist dabei natürlich, dass Sie keinesfalls Vermeidungsverhalten anwenden und bis zum Schluss durchhalten. In der Regel hält man die Übung solange aufrecht, bis die Angst deutlich abgesunken ist (ideal ist ein Punktwert von maximal 2). Man sollte also etwas Zeit mitbringen und keinesfalls Expositionen unter Terminstress durchführen. Wer gedanklich bereits beim anschließenden Großeinkauf ist, kann sich nur schlecht auf die Angst einlassen.

Im Anschluss werden die bereits bekannten **Angstverlaufskurven** erstellt und ausgewertet. Darüber hinaus werden weitere Punkte in ein entsprechendes Protokoll aufgenommen, das wir uns gleich noch in einer Übung ansehen werden. Die gesamte Situation wird nachbesprochen, um weitere Übungen zu planen. Und natürlich wird nochmal überprüft, ob nicht etwa Vermeidungsverhalten angewandt wurde. Damit ist die Exposition zunächst beendet.

Die Übung sollte im Zeitraum von einer Woche idealerweise noch zwei- bis dreimal vom Patienten selbst durchgeführt werden. Jedes Mal füllt er das entsprechende Protokoll aus, das in der nächsten Therapiestunde besprochen wird. Wie es im Therapieverlauf weitergeht, wird in einem späteren Kapitel dargestellt. Lassen Sie uns zunächst eine kleine Exposition durchführen und anschließend ein Expositions-Protokoll anfertigen.

NUN SIND SIE GEFRAGT!

Wenn im Rahmen dieses Buches auch keine vollwertige Exposition möglich ist, können Sie dennoch selbst an Ihren Ängsten arbeiten. Folgende Übung zur Selbstexposition kann Ihnen dabei helfen:

Greifen Sie auf Ihre Angstsituation aus dem Gedankenexperiment zurück. Alternativ können Sie natürlich auch andere Angstsituationen üben. Ihr Angsttagebuch leistet Ihnen dabei sicher gute Dienste. Dabei gilt: Je beeinträchtigender und angstbesetzter, desto besser. Da ich Ihnen keine therapeutische Rückmeldung geben kann, sollten Sie sich aber ein realistisches Ziel setzen. Eine schwere Flugangst etwa müssen Sie im Rahmen einer Psychotherapie angehen. Wenn es Ihnen aber beispielsweise aufgrund dieser Flugangst bereits schwer fällt sich an Flughäfen aufzuhalten, warum dann nicht eine Exposition in dieser Richtung anstreben? Bei manchen Angsterkrankungen, wie etwa der generalisierten Angststörung, kann die Planung einer Exposition sehr umfangreich werden. Hier können Sie zum Beispiel versuchen, auf Kontrollanrufe zu verzichten. Wenn Sie sich unsicher sind, sollten Sie sich auf jeden Fall therapeutische Unterstützung holen. Wenn Sie der Meinung sind, ein passendes Beispiel gefunden zu haben, können Sie loslegen.

Zur **Dokumentation der Exposition** werden in 24 Schritten Ihre Ängste protokolliert, sodass Sie später darauf zurückgreifen können. 12 Punkte werden vor der Exposition bearbeitet, 12 nach der Exposition. Die Art der Dokumentation wird im Folgenden als Expo-Protokoll bezeichnet.

Die Exposition protokollieren

Expo-Protokoll, Teil I

Vor der Exposition

1. Schreiben Sie auf, welche Art der Exposition Sie durchführen wollen (beispielsweise Flughafen).
2. Auf einer Skala von 0 (keine) bis 10 (maximal): Wie groß ist aktuell Ihre Bereitschaft, eine solche Situation im Alltag zu erleben?
3. Wie motiviert sind Sie diese Exposition durchzuführen (Skala von 0 bis 10)?
4. Wie groß ist momentan Ihre Angst, wenn Sie an die Situation der geplanten Exposition denken (Skala von 0 bis 10)?
5. Was ist das Schlimmste, das bei dieser Exposition passieren wird?
6. Mit welchen körperlichen Symptomen rechnen Sie während der Exposition?
7. Welche angstbesetzten Gedanken werden wahrscheinlich auftauchen?
8. Welche Gefühle werden Sie höchstwahrscheinlich während der Exposition haben?
9. Bitte notieren Sie Ihre drei häufigsten Vermeidungsverhaltensweisen (➤ Kap. 22).
10. Mit welchen Verhaltensweisen rechnen Sie im Rahmen der Exposition (diese müssen nicht zwingend zu den häufigsten gehören)?
11. Auf einer Skala von 0 bis 10: Wie groß wird Ihre Angst während der Exposition sein?
12. Zeichnen Sie bitte nun den von Ihnen erwarteten Angstverlauf in Form der bereits bekannten Angstverlaufskurve.

Ich finde es sehr mutig, dass Sie sich Ihren Ängsten auf diese Art und Weise stellen wollen!

Begeben Sie sich in die Angstsituation und bleiben Sie am Ball. Achten Sie darauf, keinerlei Vermeidungsverhalten anzuwenden, und bleiben Sie so lange in der Situation, bis Sie die Stärke der Angst mit einem **Punktwert von 2** beschreiben würden. Füllen Sie anschließend den zweiten Teil des Expo-Protokolls aus.

Expo-Protokoll, Teil II

Im Anschluss an die Exposition

13. Zeichnen Sie nun den tatsächlichen Angstverlauf im Rahmen der Exposition auf. Vergleichen Sie diesen mit der Kurve vorher (Punkt 12). Hat sich die Angstgewöhnung rascher eingestellt als Sie es gedacht haben? Dann sind Sie auf einem wirklich guten Weg.
14. Auf einer Skala von 0 bis 10: Wie hoch war die maximale Angst im Rahmen der Exposition? Vergleichen Sie diesen Wert mit Ihren Erwartungen (Punkt 11). Hier decken sich die Werte häufig, zumindest am Anfang. Wenn der maximale Angstwert zu niedrig ist, sollten Sie eine schwerere Situation wählen.

15. Auf einer Skala von 0 bis 10: Wie hoch war die Angst als Sie die Übung beendet haben? Sie sollten die Übung erst dann abbrechen, wenn Sie hier eine 2 notieren konnten. Haben Sie die Übung bei einem höheren Wert abgebrochen, ist das eine Form des Vermeidungsverhaltens. Wenn Sie wiederholt abbrechen müssen, ist die Übung womöglich zu schwer.
16. Ist das von Ihnen erwartete Schlimmste (vgl. Pt. 5) wirklich eingetroffen?
17. Welche körperlichen Symptome sind tatsächlich aufgetreten?
18. Welche Gedanken sind aufgetaucht?
19. Was haben Sie während der Exposition gefühlt?
20. Hand aufs Herz, haben Sie Vermeidungsverhalten angewendet?
21. Welche Verhaltensweisen haben Ihnen geholfen, die Situation zu meistern und Symptome oder Gedanken zu minimieren? Achten Sie hier ganz besonders auf mögliches Vermeidungsverhalten, das Sie bislang vielleicht übersehen haben!
22. Auf einer Skala von 0 (überhaupt nicht) bis 10 (maximal): Wie anstrengend war diese Exposition für Sie?
23. Wie zufrieden sind Sie mit sich in Bezug auf die Durchführung dieser Exposition? Können Sie stolz auf sich sein? Was müssen Sie beim nächsten Mal besser machen? Können Sie Ihre Zufriedenheit auf einer Skala abbilden 0 (überhaupt nicht) bis 10 (maximal)?
24. Auf einer Skala von 0 (überhaupt nicht) bis 10 (maximal): Wie groß ist jetzt Ihre Bereitschaft, eine solche Situation im Alltag zu erleben? Vergleichen Sie diesen Wert mit Ihrer Angabe vor der Exposition (Punkt 2). Jeder noch so kleine Fortschritt hierbei ist als wichtiger Schritt in die Angstfreiheit zu sehen.

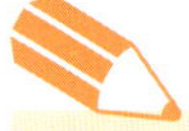

NUN SIND SIE GEFRAGT!

Wenn Sie sich festgelegt haben, füllen Sie nun den ersten Teil des Expo-Protokolls aus (Punkt 1 bis 12).

Führen Sie im Anschluss die Exposition in der bereits beschriebenen Art und Weise durch. Begeben Sie sich in die Angstsituation und bleiben Sie am Ball. Achten Sie darauf, keinerlei Vermeidungsverhalten anzuwenden, und bleiben Sie so lange in der Situation, bis Sie die Stärke der Angst mit einem Punktwert von 2 beschreiben können.

Füllen Sie anschließend den restlichen Teil des Expo-Protokolls aus (13 bis 24).

Notieren Sie sich zum Schluss Fragen, Anmerkungen und die zeitliche Dauer der Exposition. Solche Fakten sind für Ihren Therapeuten interessant. Dieser wird Ihnen auch alle Fragen beantworten können, die Sie jetzt noch haben. Sollten Sie Schwierigkeiten haben die Expositionen umzusetzen oder sich sonstige unerwartete Probleme ergeben, empfehle ich Ihnen, die Übung lieber abzubrechen und nur mit therapeutischer Hilfe wieder aufzunehmen. Expositionen sind sehr individuelle Therapieverfahren, sodass dieser Ratgeber natürlich nicht alle Sachverhalte abdecken kann. In der Regel sollten Sie jedoch mit den hier gegebenen Instruktionen eine erste Veränderung wahrnehmen können. Auch dann lohnt sich der Beginn einer Psychotherapie, um die Übungen intensivieren zu können. In der Zwischenzeit sollten Sie Ihr Wissen weiter anwenden und üben.

KAPITEL

25 Was man sonst noch gegen Ängste tun kann

Bereits der positive Effekt der sogenannten Komplementärtherapien wie Ergo- oder Musiktherapie zeigt, dass neben der Psychotherapie **weitere Methoden** gegen Ängste wirksam sind. Stressbewältigung, Entspannungsverfahren und Achtsamkeitsübungen können helfen, Ängste zu vermindern. Ihr Stellenwert ist auch innerhalb einer Psychotherapie groß.

Umgang mit Kaffee

Im Rahmen des Kapitels über Vermeidungsverhalten wurde bereits kurz der Genuss von Kaffee angesprochen. In der Tat kann **Koffein** den Teufelskreis der Angst anstoßen, in dem es den Herzschlag beschleunigt. Die Empfehlung lautet daher, so wenig Koffein wie möglich zu sich zu nehmen. Wer bereits Kaffee vermeidet, um auf keinen Fall das Risiko einer möglichen Angstattacke in Kauf nehmen zu müssen, tut vielleicht instinktiv das Richtige, bringt sich jedoch mit dieser Art des Vermeidungsverhaltens auch um ein Stück Lebensqualität. Kaffee ist ein Genussmittel und sollte auch als solches gesehen und gehandhabt werden. Genießen Sie also ruhig ab und zu Ihren Kaffee, dagegen ist nichts einzuwenden. Wer Kaffee allerdings nicht mehr in Tassen, sondern Kannen konsumiert, der würde sicherlich von einer Reduktion profitieren. Wenn Sie sehr feinfühlig auf Koffein reagieren, empfehle ich, nach Möglichkeit ganz darauf zu verzichten.

Sport stärkt das Körpergefühl

Da Ängste häufig durch Fehlinterpretationen körperlicher Reaktionen entstehen, ist ein wesentlicher Aspekt, mehr Vertrauen in den eigenen Körper zu gewinnen. **Sport** wirkt nachweisbar angstlösend, stimmungsaufhellend und ist obendrein gesund für das Herz-Kreislauf-System. Empfehlenswert ist drei- bis viermal pro Woche moderates Ausdauertraining wie Joggen oder Schwimmen für 30 bis 60 Minuten. Langfristig führt das zu einem besseren Körpervertrauen. Werden Sie also aktiv, um damit Ängsten und depressiver Stimmung vorzubeugen.

Das Vertrauen in den eigenen Körper lässt sich auch auf anderer Ebene herstellen. Angsterkrankte neigen zu einem selbstunsicheren Verhalten. Ein Training kann helfen, dies zu ändern.

Selbstsicherheit kann man trainieren

NUN SIND SIE GEFRAGT!

Beantworten Sie die folgenden **10 Fragen:**

- Wann haben Sie das letzte Mal eine Information erfragt? Beispielsweise nach dem Weg gefragt oder nach der Uhrzeit?
- Wann haben Sie das letzte Mal jemanden um einen Gefallen gebeten? Beispielsweise ob jemand Ihnen Arbeit abnehmen kann, damit Sie mehr Zeit für sich haben?
- Wann haben Sie sich das letzte Mal beschwert? Beispielsweise wenn das Essen im Restaurant nicht Ihren Erwartungen entsprach?
- Wann haben Sie das letzte Mal zu etwas Nein gesagt? Beispielsweise wenn jemand etwas von Ihnen einforderte, was Sie nicht leisten konnten?
- Wann haben Sie das letzte Mal eine gegenteilige Meinung geäußert? Beispielsweise wenn jemand ganz anderer Ansicht war als Sie?
- Wann haben Sie das letzte Mal jemanden berechtigterweise kritisiert? Beispielsweise wenn jemand sich Ihnen gegenüber falsch verhalten hat?
- Wann haben Sie das letzte Mal jemandem ein Kompliment gemacht? Beispielsweise wenn ihr Gegenüber ein neues Kleidungsstück trägt, das ihm oder ihr sehr gut steht?
- Wann konnten Sie das letzte Mal ein Lob annehmen? Beispielsweise wenn jemand Ihre Bemühungen honoriert hat?
- Wann haben Sie sich das letzte Mal berechtigterweise für etwas entschuldigt? Beispielsweise wenn Sie jemanden ungerecht behandelt haben?
- Wann haben Sie das letzte Mal von sich aus ein Gespräch begonnen? Beispielsweise in einer Gruppe von Menschen, wenn Sie eigentlich etwas Passendes zum Thema beisteuern wollten, aber den richtigen Zeitpunkt verpasst haben?

Haben Sie bei den meisten der 10 Fragen einen länger zurückliegenden Zeitraum notiert? Ein solches Verhalten ist typisch für ängstliche Menschen. Es liegt nun an Ihnen, selbstsicheres Verhalten zu trainieren. Übernehmen Sie die Punkte, die sie unbedingt mal wieder umsetzen wollen, in Ihr Angsttagebuch und fangen Sie bei nächster Gelegenheit damit an!

Soziale Kompetenzen trainieren

Einige der oben genannten Fragen erfassen bereits einen weiteren Aspekt der begleitenden Verfahren in der Therapie von Angsterkrankungen: das **soziale Kompetenztraining.** Solche Trainings werden häufig in Gruppentherapien, beispielsweise im Rahmen einer tagesklinischen Behandlung, angeboten. Darin lernen Patienten in Rollenspielen, Wünsche und Bedürfnisse gegenüber anderen Patienten zu äußern. Das Ziel ist der Transfer in den Alltag. Ungünstiges Verhalten ist erlernt und kann durch häufiges Wiederholen des richtigen Verhaltens auch wieder „verlernt" werden. Wer in der Gruppe lernt, Lob und Kritik zu geben und anzunehmen, kann dies auch im Alltag und wirkt so der Angst entgegen.

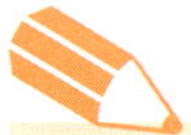

NUN SIND SIE GEFRAGT!

Verschaffen Sie sich abschließend einen Überblick über die zusätzlichen Möglichkeiten in der Therapie einer Angsterkrankung. Wie sieht es mit Ihrem Koffeinkonsum aus? Treiben Sie regelmäßig Sport? Haben Sie einen Plan für das Umsetzen der Übung zum selbstsicheren Verhalten? Denken Sie, von einem Training Ihrer sozialen Kompetenzen profitieren zu können?

KAPITEL

26 Stressbewältigung gegen Ängste

Die herausragende Bedeutung von Stress für die Entstehung und Aufrechterhaltung von Angsterkrankungen wurde bereits mehrfach besprochen; sei es im Rahmen des Verletzlichkeits-Stress-Modells oder im Rahmen der Entstehung von körperlichen Symptomen. Um **Stress zu reduzieren,** ist prinzipiell ein Umdenken an drei verschiedenen Punkten notwendig: Man kann Stress reduzieren, bevor er einen erreicht, was leider nicht immer möglich ist. Man kann außerdem an stressverstärkenden Gedanken und Verhaltensweisen arbeiten und zudem eine ausreichende Stresserholung betreiben (➤ Abb. 21).

26.1 Stressverringerung

Stress gar nicht erst entstehen lassen

Das Grundprinzip ist einfach: Stress, der gar nicht erst entsteht, kann uns auch nicht belasten. Daher sollten Sie eine Liste von den Dingen anlegen, die Ihnen Stress bereiten, und anschließend **Möglichkeiten zur Verringerung von Stress** überlegen. Wer beispielsweise den morgendlichen Weg zur Arbeit so einplant, dass er den Bus zwangsläufig verpassen wird, der setzt sich unnötigem Stress aus. Lieber zehn Minuten früher aus dem Haus gehen und entspannt im Bus zur Arbeit sitzen. Gleiches lässt sich auch auf Familie und Freizeitgestaltung anwenden: Ein möglicher Stressfaktor ist beispielsweise die Pflege von Angehörigen oder die Betreuung von Kindern neben dem Beruf. Hier kann vielleicht ein Pflegedienst oder eine Kindertagesstätte Entlastung schaffen. Manche Stressfaktoren lassen sich auf diese Weise von vornherein eliminieren. Manche hingegen nicht, weil es keine andere Möglichkeit gibt oder weil Beruf und Familie nun einmal potenzielle Stressfaktoren sind. Diese Faktoren werden wir im zweiten Schritt angehen.

NUN SIND SIE GEFRAGT!

Stellen Sie eine Liste der Ihnen Stress verursachenden Faktoren auf. Sehen Sie Möglichkeiten, Stress zu reduzieren, bevor er entstehen kann?

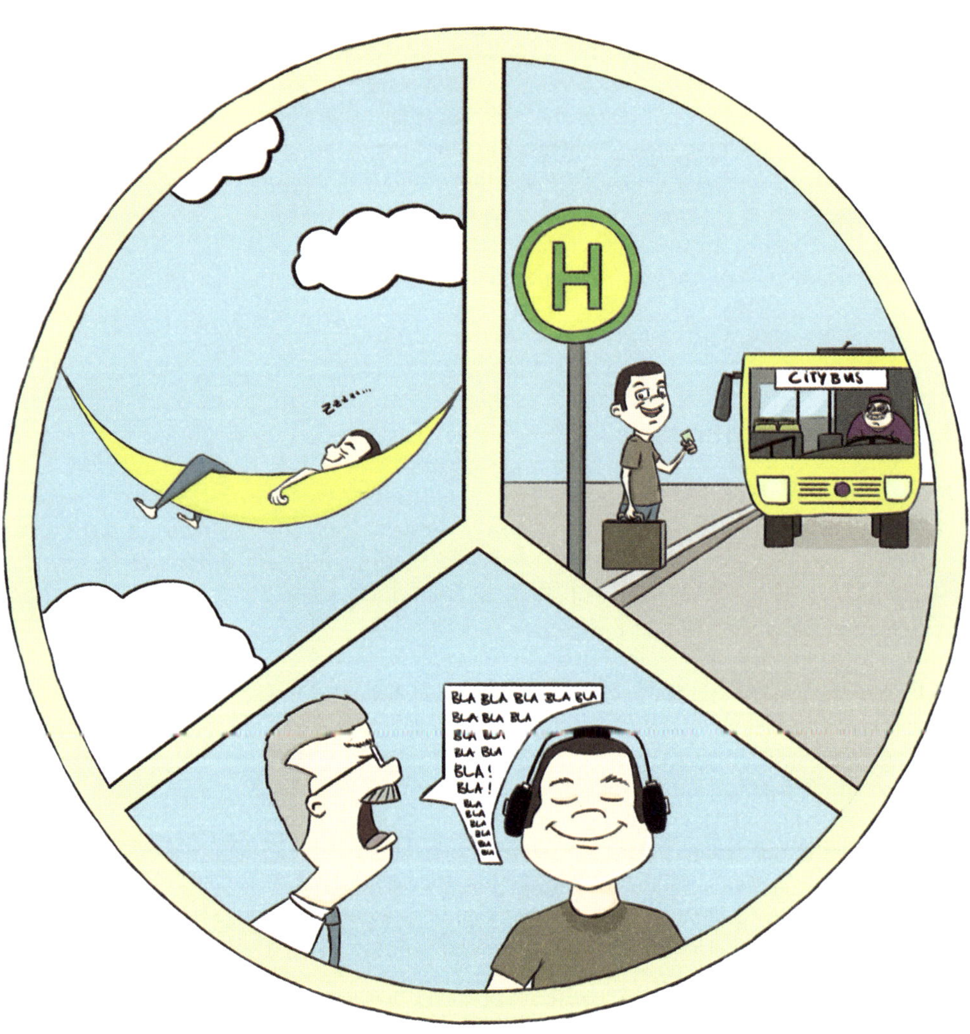

Abb. 21 Die drei Komponenten der Stressbewältigung

26.2 Stressbewertung

Wodurch entsteht Stress?

Wenn man Stress nicht reduzieren kann, sollte man lernen, ihn anders zu bewerten. Warum halst man sich diese oder jene zusätzliche Arbeit auf? Fragen Sie sich: **Warum mache ich das eigentlich?** Muss immer alles perfekt sein oder kann auch mal was liegen bleiben? Ein wichtiger Punkt ist zudem das Akzeptieren von Dingen, die man einfach nicht beeinflussen kann. Gerade im Berufsleben sorgt eine durch Arbeitsbelastung bedingte Überforderung bei vielen Menschen für noch mehr Stress. Der Gedanke, die Arbeit nicht zu schaffen, weil man zu langsam oder ineffizient ist, führt dazu, dass viele Arbeitnehmer langfristig über ihr persönliches Stresslimit hinaus arbeiten. In den meisten Fällen liegt das Problem aber gar nicht bei demjenigen selbst, sondern ist von außen gemacht, etwa durch unrealistische Vorstellungen seitens der Führungsebene eines Unternehmens.

Der amerikanische Theologe Reinhold Niebuhr schrieb einmal: „Gott, gib mir die Gelassenheit, Dinge hinzunehmen, die ich nicht ändern kann, den Mut, Dinge zu ändern, die ich ändern kann, und die Weisheit, das eine vom anderen zu unterscheiden." Den theologischen Aspekt einmal beiseite lassend ist der Auftrag an den Menschen klar: Gelassenheit bei Dingen, die außerhalb unseres Einflussbereichs liegen, gibt uns mehr Kraft für die Dinge, die wir ändern können.

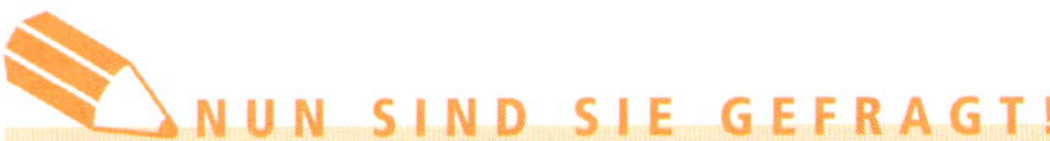

Betrachten Sie ihren Alltag noch einmal unter Berücksichtigung des Zitats. Wo finden Sie falsche Stressbewertungen? Was lässt sich nicht ändern, obwohl Sie es vielleicht schon mehrfach versucht haben? Was ließe sich ändern?

26.3 Stresserholung

Sport, Schlaf und eine ausgewogene Freizeitgestaltung

Stress, den man weder vermeiden, noch durch eine neue Stressbewertung reduzieren kann, sollte man durch Stresserholung reduzieren. So wird das Stressniveau niedrig gehalten und die Entstehung von körperlichen Symptomen, Stressfolgeerkrankungen und psychischen Erkrankungen vermieden. Ein paar der Punkte wurden bereits angesprochen: **Sport** baut Stress sehr gut ab. Nikotin und Koffein sorgen eher für mehr Stress, hier sollte man sich einschränken. Wichtig ist zudem eine **ausreichende Schlafdauer.** Wer ausgeruht auf der Arbeit erscheint, hat von vornherein weniger Stress.

Die **Freizeitgestaltung** sollte eine gute Mischung aus erholsamen und aktivierenden Unternehmungen sein. Wer nur vor dem Fernseher oder Computer entspannt, kann sein Stresslevel nur unzureichend reduzieren. Treffen Sie sich mit Freunden und unternehmen gemeinsam etwas. Planen Sie einen Urlaub oder betätigen Sie sich kreativ. Natürlich ist es auch erlaubt einfach mal die Füße hochzulegen. Im folgenden ➤ Kapitel 27 werden Entspannungsverfahren dargestellt und erläutert, achtsamer zu sein, damit die Freizeit besser genutzt werden kann. Es gibt so viele Möglichkeiten sich zu entspannen, fangen Sie doch gleich nach der Lektüre dieses Kapitels damit an.

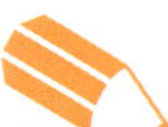

NUN SIND SIE GEFRAGT!

Was unternehmen Sie um Stress abzubauen? Was entspannt Sie am meisten? Würden Sie sagen, dass Ihre Möglichkeiten der Stresserholung ausgewogen sind? Gibt es Möglichkeiten, Ihre Stresserholung zu optimieren?

KAPITEL

27 Entspannungsverfahren und Achtsamkeit gegen Ängste

Entspannungsverfahren führen bei richtiger Anwendung zu einer deutlichen Stressreduktion und sind daher ideal, um der Entstehung von Angsterkrankungen und körperlichen Symptomen vorzubeugen. Die enge **Verzahnung von Stress und Ängsten** wurde bereits besprochen. Folglich kann durch eine Reduzierung von Stress auch die Stärke der Angstsymptome beeinflusst werden. Angstpatienten fällt es jedoch häufig schwer, in die Entspannung zu kommen. Zum einen weil Ängste meist ein dauerhaftes Thema sind und der Kopf gewissermaßen blockiert ist. Wie bereits erläutert, ist Angst eine starke Alarmfunktion des Körpers und Alarm und Entspannung passen zunächst einmal schlecht zusammen. Zum anderen führt die aufkommende Entspannung bei manchen Patienten dazu, dass sie vermehrt ihren Körper beobachten und das wiederum kann körperliche Symptome auslösen. Es ist beispielsweise nicht sinnvoll, mit einem Patienten, der Angst davor hat, an einem Herzinfarkt zu sterben, eine Übung durchzuführen, in der er auf seinen Herzschlag achten und diesen immer ruhiger werden lassen soll. Das wird nicht gelingen.

Bekannte Entspannungsverfahren

Entspannungsverfahren sollten deshalb immer individuell auf den Patienten zugeschnitten werden. Einige Entspannungsverfahren kennt man aus dem Alltag, etwa **Yoga** oder **Meditation.** Hier gilt eindeutig: Was Ihnen hilft, ist ausdrücklich erlaubt. Im Rahmen einer Verhaltenstherapie werden häufig **autogenes Training** und **progressive Muskelrelaxation** angewendet. Autogenes Training bewirkt beispielsweise mittels Atemübungen und der Beobachtung des eigenen Körpers eine Entspannung. Für Angstpatienten ist es meist weniger geeignet, weil die Beobachtung des eigenen Körpers über körperliche Symptome eine Angstattacke auslösen kann. Wenn Sie bereits vom autogenen Training profitiert haben, spricht jedoch nichts dagegen damit fortzufahren.

Progressive Muskelrelaxation

Bei der **progressiven Muskelrelaxation** (PMR) wird durch bewusste An- und Entspannung bestimmter Muskelgruppen ein Entspannungszustand erreicht. Im Rahmen einer Psychotherapie führt man PMR meist unter Anleitung des Therapeuten durch, um sie im Verlauf auch ohne therapeutische Hilfestellung anwenden zu können. Um PMR richtig durchzuführen, empfiehlt es sich, ein Übungsbuch mit Audio-CD zu erwerben. Auch entsprechende weiterführende Kurse können sinnvoll sein. Während einer PMR-Übung wird die Aufmerksamkeit auf einen bestimmten Muskel gerichtet. Dieser Muskel soll nun für etwa fünf bis zehn Sekunden angespannt werden. Man atmet normal weiter und löst die Anspannung mit dem Ausatmen. Es folgt eine Wiederholung, anschließend geht man zur nächsten Muskelgruppe über. Typisch ist folgender Ablauf: Faustschluss, Ellenbogen beugen, Fußzehen nach oben spreizen, Unterschenkel

Richtung Gesäß ziehen, Augenbrauen nach oben ziehen, Augen zukneifen, Zähne aufeinanderbeißen, Kopf auf die Brust legen.

PMR-Übung

PMR muss man üben, am besten täglich für mindestens zwanzig Minuten. Die Übungen kann man entweder im Sitzen oder im Liegen durchführen, wobei das Sitzen meist einfacher in den Alltag integriert werden kann. Die meisten Menschen schließen während der Übung die Augen. Zum Durchführen der Übung ist absolute Ruhe erforderlich. Doch wann soll man die im stressigen Alltag finden? Die folgende Übung lässt sich problemlos in den Alltag integrieren und dauert etwa 3 Minuten. Diese Zeit haben Sie auch für das Zähneputzen, warum dann nicht auch für PMR? Am besten lassen Sie sich den Text die ersten Male vorlesen, während Sie die Übung ausführen.

NUN SIND SIE GEFRAGT!

Prüfen Sie, ob Sie im Rahmen der Möglichkeiten bequem sitzen. Wenn es die Situation erlaubt, können Sie die Augen schließen, Sie können sie jedoch auch geöffnet lassen. Richten Sie nun Ihre Aufmerksamkeit auf Ihre Füße. Wohin haben Ihre Füße Sie heute schon getragen? Wohin werden Sie ihre Füße heute noch tragen? Schließen Sie diese Gedanken nun bewusst mit einem innerlichen Stopp-Signal ab und versuchen Sie, im Hier und Jetzt zu sein. Wenn ihre Gedanken abschweifen, lassen Sie sie einfach ziehen und konzentrieren Sie sich wieder auf Ihre Füße. Es ist gut, dass Sie Ihre Füße haben. Ihre Füße sind so wichtig für Sie. Spreizen Sie nun die Zehen beider Füße nach oben, sodass der Fuß nur noch mit der Ferse Kontakt zum Boden hat. Halten Sie die Spannung für 10 Sekunden und senken Sie die Füße dann wieder ab, während Sie ausatmen. Warten Sie etwa eine halbe Minute und führen Sie die Übung dann noch einmal durch. Spüren Sie wie gut diese Übung Ihren Füßen tut? Richten Sie Ihre Aufmerksamkeit nun auf die Hände. Werden Sie sich bewusst, dass es gut ist, dass Sie Ihre Hände haben. Ihre Daumen, Ihre Zeigefinger, Ihre Mittelfinger, Ihre Ringfinger und Ihre kleinen Finger. Jeder einzelne Finger ist wichtig. Ballen Sie nun beide Hände für zehn Sekunden zur Faust und atmen Sie normal weiter. Beim Ausatmen lösen Sie die Anspannung in den Händen und öffnen diese wieder. Warten Sie etwa eine halbe Minute und führen Sie die Übung dann noch einmal durch. Spüren Sie wie gut diese Übung Ihren Händen tut? Verweilen Sie noch einen Moment in der Entspannung und kehren Sie dann wieder in das Hier und Jetzt zurück.

Der Angst mit Achtsamkeit begegnen

Achtsamkeit bedeutet, sich selbst und seine Umwelt mit einem anderen Bewusstsein wahrzunehmen. Bei Angsterkrankungen geht es darum, die Aufmerksamkeit weg von den Ängsten und den angstverursachenden körperlichen Symptomen zu lenken. Wie auch autogenes Training ist dieses Verfahren nicht für alle Patienten geeignet, da Achtsamkeit bei manchen Patienten bewirkt, dass sie vermehrt auf die körperlichen Symptome fokussieren. Hier sollte also ebenfalls Rücksprache mit dem Psychotherapeuten erfolgen und die Übungen entsprechend ausgewählt werden. Im Verlauf lohnen sich auch hier der Kauf weiterführender Literatur oder Audio-CDs bzw. der Besuch eines entsprechenden Kurses.

Auch in der eben beschriebenen Übung war Achtsamkeit erforderlich. Das bewusste Innehalten im gegenwärtigen Moment und das Wahrnehmen von Füßen und Händen ist eine Übung aus der **Achtsamkeitslehre.** Achtsamkeit wurde ursprünglich im Buddhismus beschrieben und hat eine lange Tradition.

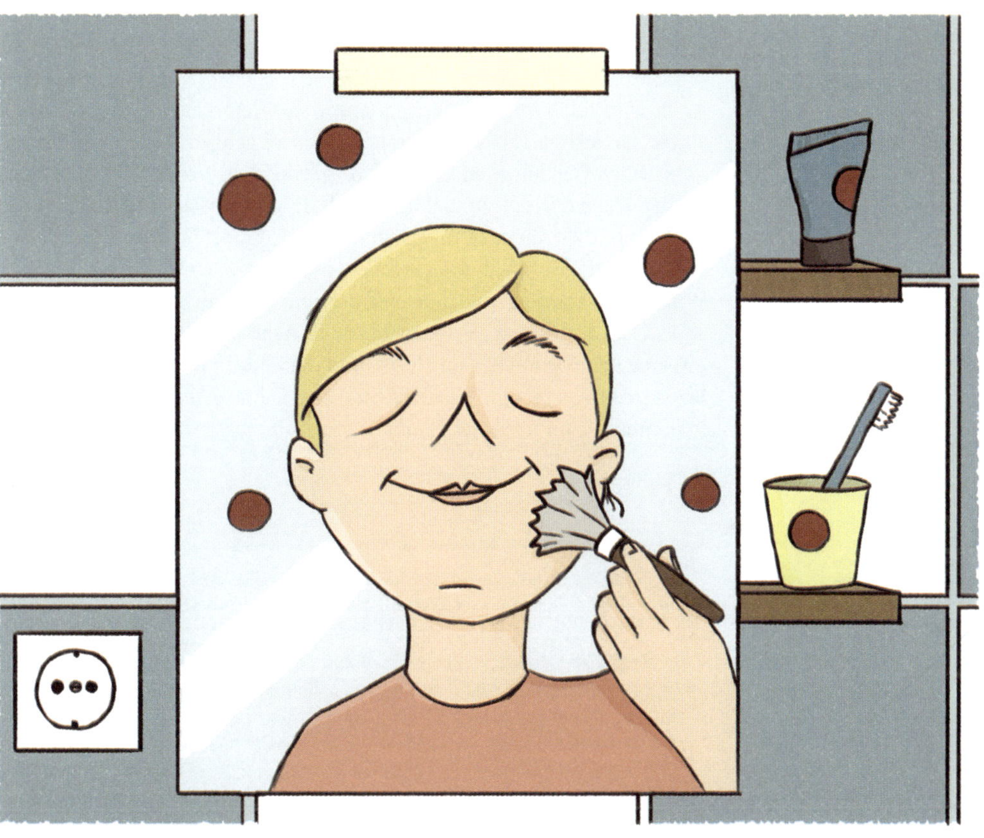

Abb. 22 Mehr Achtsamkeit mittels rotem Punkt

Der buddhistische Mönch Thích Nhất Hanh schreibt:
„Wenn Du Angst vor der Angst hast,
kann sie Dich überwältigen.
Aber wenn Du sie ruhig zu Dir einlädst
und ihr in Achtsamkeit zulächelst,
wird ihre Stärke nachlassen."

Durch Achtsamkeitsübungen zu mehr Gelassenheit

Die hier angesprochene Angst vor der Angst wurde bereits als Angst-vor-der-Angst-Phänomen in ➤ Kapitel 18 beschrieben. Erinnern Sie sich noch an die Übung zum Abschluss des Kapitels? Fanden Sie es auch etwas befremdlich, Ihre Ängste aufzuschreiben, den Zettel zusammenzuknüllen und auszulachen? Im Grunde genommen ist aber genau das die Kernaussage der Achtsamkeit: **Gelassenheit und Akzeptanz** der eigenen Ängste. Sicher, irgendwann wird uns vielleicht ein Herzinfarkt aus dem Leben reißen, aber bis es soweit ist, sollten wir das Leben bewusst und achtsam leben und nicht mit ängstlichen Gedanken an den Tod verschwenden. Neben der bereits vorgestellten kleinen Übung im Rahmen der PMR gibt es viele Möglichkeiten Achtsamkeit in den Alltag zu integrieren. Man kann achtsam das Rauschen der Baumkronen im Wald wahrnehmen oder das Knarren ihrer Stämme im Wind. Man kann aber auch achtsam essen, achtsam sitzen, achtsam gehen und achtsam duschen. Ein paar Minuten Achtsamkeit am Tag reichen aus, um eine Reduktion des Stresslevels und damit auch der Ängste zu bewirken, Sie werden es merken. Möglichkeiten zur Achtsamkeit gibt es also überall, man muss sie nur wahrnehmen. Eine gute Übung hierzu ist der „rote Punkt".

Der rote Punkt

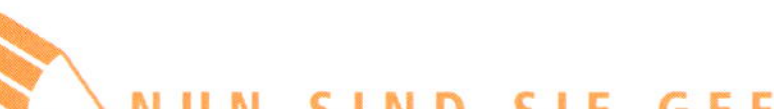

Kaufen Sie sich im Schreibwarenhandel kleine Aufkleber in Form eines roten Punktes oder gestalten Sie sich entsprechende Utensilien einfach selbst. Kleben Sie nun einen Punkt an eine Stelle in Ihrer Wohnung, an der Sie sich gelegentlich aufhalten. Das kann zum Beispiel der Spiegel im Badezimmer sein (➤ Abb. 22). Jedes Mal wenn Sie nun den Punkt am Badezimmerspiegel sehen, wird er Sie daran erinnern, Ihre momentane Tätigkeit bewusst und achtsam durchzuführen. Achten Sie beispielsweise beim Zähneputzen genau auf den Kontakt der Borsten zu Ihren Zähnen. Das Gefühl der schäumenden Zahnpasta im Mund. Wie es ist, die Zahnpasta in das Waschbecken zu spucken und wie glatt sich die Zähne bei Berührung mit der Zungenspitze anfühlen. Weiten Sie die Übung im Verlauf aus und variieren Sie sie. Der Punkt im Inneren des Geschirrschranks führt zum achtsamen Einräumen, ein Punkt im Kühlschrank kann Sie an achtsames Essen erinnern. Achten Sie jedoch darauf, dass nicht jeder Gegenstand in Ihrer Wohnung einen roten Punkt erhält. Es muss etwas Besonderes bleiben, dann ist der Effekt größer. Seien Sie kreativ und sorgen Sie dafür, dass Sie einige Übungen am Tag durchführen.

Viele Menschen sind bereits automatisch im Alltag achtsam. Bestes Beispiel sind Raucher. Auf dem Balkon zu stehen, am Glimmstängel zu ziehen und dabei den Blick durch die Umgebung schweifen zu lassen, ist im Prinzip eine Achtsamkeitsübung. Allerdings eine sehr ungesunde. Der rote Punkt kommt ohne gesundheitsschädliche Nebenwirkungen aus. Warum also nicht in Zukunft Achtsamkeit ohne Zigaretten praktizieren?

KAPITEL

28 Üben, üben, üben – die Zeit nach der Therapie

In der Verhaltenstherapie wird ungünstiges erlerntes Verhalten, wie beispielsweise das Vermeidungsverhalten, abgelegt und adäquates Verhalten geübt. Bei der Behandlung von Angsterkrankungen wird durch wiederholte Expositionen eine Besserung der Angstsymptomatik erreicht. Zur Kontrolle des Erfolgs der Expositionen schauen wir uns die Expo-Protokolle an. Insbesondere die Angstverlaufskurven geben Aufschluss darüber, ob im Verlauf eine Angstgewöhnung stattgefunden hat.

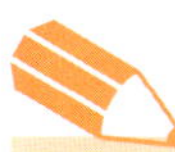

NUN SIND SIE GEFRAGT!

Vergleichen Sie alle Angstverlaufskurven Ihrer letzten Expositionen (Punkt 13 des Expo-Protokolls). Können Sie eine Angstgewöhnung feststellen? Fallen Ihnen angstbesetzte Situationen bereits leichter als früher? Wie hat sich die maximale Angst während der Expositionen (Punkt 14 des Expo-Protokolls) im Verlauf der Wiederholungen entwickelt?

Mangelnde Angstgewöhnung

Wenn sich keine Angstgewöhnung eingestellt haben sollte, rate ich Ihnen zu einer **Fehlersuche.** Stellen Sie sicher, dass Sie kein Vermeidungsverhalten angewendet haben. Arbeiten Sie dazu mit Ihrer Liste der häufigsten Vermeidungsverhaltensweisen. Eventuell war auch die gewählte Exposition nicht geeignet oder es haben sich andere Fehler eingeschlichen. Am besten Sie suchen das Gespräch mit einem Psychotherapeuten und besprechen gemeinsam mögliche Fehlerquellen. Vielleicht sind Sie auch zu ungeduldig? Manche Angstsituationen muss man ausreichend lange trainieren, um eine Veränderung bemerken zu können.

Erfolgreiche Exposition

Ein wichtiger Indikator für eine erfolgreiche Exposition ist auch die **erwartete Angst** vor einer Exposition (Punkt 4 des Expo-Protokolls). Diese ist meist **höher** als die **tatsächliche Angst** in der Situation (Punkt 14 des Expo-Protokolls). Mit zunehmenden Wiederholungen und beginnender Angstgewöhnung nimmt die erwartete Angst ab. Bleibt Sie weiterhin hoch, ist das ebenfalls ein Punkt, den man sich nochmal gemeinsam anschauen sollte. Häufig bewirkt eine hohe Erwartungsangst, dass die Patienten die Übungen nicht durchführen oder zu stark vermeiden. Da das letztlich wieder den Teufelskreis der Angst antreibt und so keine Besserung zu erwarten ist, sollten Sie diesen Punkt ebenfalls berücksichtigen.

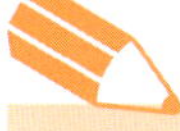

NUN SIND SIE GEFRAGT!

Vergleichen Sie Ihre erwartete Angst (Punkt 4 des Expo-Protokolls) im Verlauf der Wiederholungen. Nimmt diese ebenfalls ab? Oder finden Sie vielleicht hier Anhalte für Vermeidungsverhalten?

Besserung der Angstsymptomatik durch kontinuierliches Üben

Nun heißt es also üben, üben, üben und nochmals üben. Nur durch **kontinuierliches Üben** kann eine erfolgreiche Linderung der Angstsymptomatik erreicht werden. Sie sollten die Situationen so lange üben, bis diese Teil Ihres Alltags geworden sind. Wenn Sie beispielsweise irgendwann automatisch den Bus nehmen ohne darüber nachzudenken, ist die Übung erfolgreich gewesen. Selbst bei völliger Angstfreiheit empfiehlt es sich, die Situationen hin und wieder unter Berücksichtigung des Expo-Protokolls erneut zu üben. Wenn auch nur um festzustellen, dass die erwartete Angst und die tatsächliche Angst bei 0 liegen. Stecken Sie sich dann neue Ziele. Gibt es weitere Angstsituationen, die Sie üben können? Gibt es weitere Probleme im Alltag? Prüfen Sie, ob diese Übungsziele überhaupt durchführbar und realistisch sind. Stecken Sie Ihre Ziele nicht zu hoch und konzentrieren Sie sich lieber nur auf eine Übung, dafür mit Ihrer vollen Aufmerksamkeit.

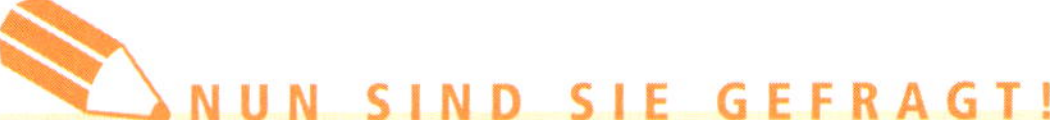

NUN SIND SIE GEFRAGT!

Auf zu neuen Ufern! Welche Problemfelder wollen Sie als Nächstes im Rahmen einer Exposition angehen? Stellen Sie einen realistischen Zeitplan auf.

Bleiben Sie aufmerksam in Bezug auf Ihre Ängste

Manchmal heißt „Angstfrei werden" auch, dass man einen Schritt zurück macht; um dann wieder zwei nach vorne zu gehen. Sie müssen lernen mit solchen Rückschritten umzugehen, zudem werden Sie einen Notfallplan aufstellen. Unersetzbarer Helfer dabei ist das in ➤ Kapitel 19 vorgestellte **Angsttagebuch.** Führen Sie es möglichst regelmäßig, nur so können Sie reflektiert in sich „hineinhorchen". Durch das Protokollieren Ihrer Angstattacken bekommen Sie einen Überblick wie es um Ihr momentanes Angstlevel steht. Wenn Sie eine Zunahme der Ängste bemerken, müssen Sie verstärkt an diesen **Expositionen** arbeiten, um der Angst frühzeitig entgegenzuwirken. Wenn Sie bemerken, dass Ihnen bestimmte Situationen wieder schwerer vorkommen oder Sie beginnen, solche Situationen zu vermeiden, dann machen Sie das Gegenteil: Konfrontieren Sie sich mit diesen Situationen, um der Angst nicht noch mehr Spielraum zu geben. Sie müssen aktiv bleiben, um vorzubeugen. Wiederholen Sie dazu bei Bedarf auch die entsprechenden Kapitel aus diesem Buch, um das darin vermittelte Wissen wieder präsent zu haben.

Stress kann Ängste erneut triggern

Wie bereits gezeigt, sind Angsterkrankungen mit **Stress** assoziiert. Diesen Sachverhalt muss man sich immer bewusst machen, gerade wenn Rückschritte zu verzeichnen sind. Jeder kann in stressige Situationen geraten, sei es nun durch negative Lebensereignisse wie Verlust eines Angehörigen, Trennung oder Krankheit. Aber auch positive Lebensereignisse wie Familienzuwachs, beruflicher Wechsel, ja sogar eine Gehaltserhöhung können über größere Anspannung und körperliche Symptome zum Auftreten von Ängsten führen. Vielleicht ist also das Wiederaufkommen von Ängsten eine Reaktion auf eine neu aufgetretene Anspannung. Prüfen Sie Ihren Alltag auf Stressoren und verfahren Sie damit wie im Kapitel Stressbewältigung (➤ Kap. 26) besprochen.

Auch ohne Stress können Ängste zurückkehren, etwa wenn man in eine Situation gerät, die einen an die vorherige angstmachende erinnert. Wer beispielsweise seine Flugangst besiegt hat und nun auf einmal Schwierigkeiten hat, in ein Taxi zu steigen, denkt vielleicht unbewusst an die zurückliegenden schwierigen Fahrten im Taxi Richtung Flughafen. Das Gehirn hat die beiden Situationen eng miteinander verknüpft. Bevor dann unter Umständen eine Taxi-Phobie entsteht, heißt es aktiv zu werden.

Umgang mit Rückschritten

Folgende drei Regeln können Ihnen beim **Umgang mit Rückschritten** helfen:

1. Verkriechen Sie sich nicht, sondern **bekämpfen Sie aktiv Ihre Ängste.** Es ist keine Schande, mal einen Schritt zurück zu gehen, solange klar ist, dass danach zwei Schritte nach vorne folgen sollen. Üben Sie Situationen, die Ihnen Angst bereiten, möglichst frühzeitig. Verfallen Sie nicht in Vermeidungsverhaltensweisen.
2. Prüfen Sie Ihren Alltag auf aktuelle und noch auf Sie zukommende **Belastungen.** Machen Sie sich klar, dass Stress bei jedem Menschen zu Ängsten führen kann. Das ist ganz normal! Vergegenwärtigen Sie sich erneut den Einfluss der körperlichen Symptome auf Ihre Angst und deren Rolle im Teufelskreis der Angst.
3. Machen Sie sich bewusst, dass Sie wiederauftretende Ängste auch ein **zweites Mal angehen** können. Sie haben auch nicht innerhalb von drei Tagen Lesen gelernt! Manche Dinge muss man intensiver üben. Bleiben Sie also dran und schrecken Sie nicht davor zurück, professionelle psychotherapeutische Hilfe in Anspruch zu nehmen.

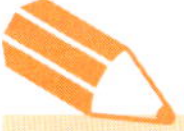

NUN SIND SIE GEFRAGT!

Diese drei Punkte sollten Sie zu Ihren Leitsätzen machen. Formulieren Sie die Sätze so um, dass sie auf Sie passen, und übernehmen Sie diese in Ihr Angsttagebuch (Beispiel: „Wenn meine Ängste vor dem Fliegen wiederkommen, verkrieche ich mich nicht, sondern bekämpfe sie aktiv").

Der **Notfallplan** sollte ebenfalls in Ihr Angsttagebuch aufgenommen werden. Er tritt dann in Kraft, wenn in Zukunft eine Angstsituation für Sie nicht mehr beherrschbar scheint und ein Vermeidungsverhalten den scheinbar einzigen Ausweg bietet.

NUN SIND SIE GEFRAGT!

Überlegen Sie sich dazu mögliche künftige Situationen, in denen Sie befürchten, erneut eine Angstattacke zu erleiden.
Formulieren Sie nun eine klare Handlungsanweisung was in der Situation zu tun ist. Im Falle des Falles liefert Ihnen der Notfallplan eine brauchbare Alternative. Das unten stehende Beispiel zeigt exemplarisch einen solchen Notfallplan für den Fall eines Herzrasens beim Aufzugfahren und daraus drohender Angstattacke.

Situation		Lösung
Aufzug schaukelt, ich bekomme Herzrasen und eine Angstattacke kündigt sich an	**Ich werde die Situation auf keinen Fall vermeiden, weil ich weiß, dass mir das nicht helfen wird, sondern stattdessen →**	ruhig durchatmen und mir klar machen, dass ich gerade eine normale körperliche Reaktion verspüre, mir wird nichts geschehen

Erstellen Sie Handlungsanweisungen für einige möglicherweise auf Sie zukommende angstmachende Situationen. Es kann auch hilfreich sein, allgemeinere **Handlungsanweisungen** mit aufzunehmen um damit Situationen abzudecken, die aktuell nicht zu erwarten sind. Greifen Sie hierbei auf die bisherigen Kapitel zurück. Wenn Ihnen beispielsweise die Beachtung der Wahrscheinlichkeiten geholfen hat, gehört Sie hierhin. Haben Sie jemals von einem tödlichen Aufzugunglück in Ihrem Bekanntenkreis gehört? Scheint doch eher unwahrscheinlich zu sein, oder? Greifen Sie auch auf Übungen aus dem Buch zurück, etwa die kurze Übung zur Muskelrelaxation. Der Notfallplan wird Sie von nun an begleiten und Ihnen Handlungsweisungen geben, wenn der Kopf gerade von der Angst blockiert wird.

KAPITEL

29 Selbsthilfe und Angehörige

Was Selbsthilfe leisten kann

Selbsthilfe beschreibt alle Maßnahmen, die einer Angsterkrankung entgegenwirken und vom Betroffenen selbst durchgeführt werden. Das Lesen dieses Buches etwa ist als Selbsthilfe einzuordnen; ebenso das Durchführen von Entspannungsverfahren mithilfe einer begleitenden CD. Selbsthilfe ist auch im Rahmen einer Psychotherapie gefragt, schließlich kann eine Veränderung nur dann bewirkt werden, wenn der Betroffene selbst aktiv wird. Darüber hinaus gibt es **Selbsthilfeangebote für Gruppen.** Das Prinzip einer solchen Selbsthilfegruppe ist Ihnen wahrscheinlich am ehesten im Zusammenhang mit Suchtmittelabhängigkeit, wie beispielsweise von Alkohol, bekannt. In solchen Gruppen trifft man sich meist wöchentlich, um weiterhin an der Abstinenz zu arbeiten. Vergleichbare Konzepte gibt es auch für Angsterkrankungen. In einer Gruppe lässt sich vieles gemeinsam sehr viel besser lösen. So können etwa Expositionen geplant werden und man prüft sich gegenseitig auf Vermeidungsverhalten. Die Gruppe bietet Gelegenheit zum Austausch und fördert soziale Kontakte. Idealerweise wird eine solche Gruppe von einem Psychotherapeuten geleitet.

Rolle der Angehörigen

Angehörige haben bei psychischen Erkrankungen einen hohen Stellenwert. Bei Angsterkrankungen spielen Angehörige zudem häufig eine Rolle beim unbewussten **Aufrechterhalten eines Vermeidungsverhaltens.** Viele etwa begleiten ihren Partner in öffentlichen Verkehrsmitteln oder übernehmen Alltagstätigkeiten wie Einkaufen gleich ganz. Ein solches Verhalten ist nachvollziehbar, aber im Sinne einer fehlenden Konfrontation und damit einer fehlenden Angstgewöhnung aus therapeutischer Sicht nicht zu empfehlen. Das somit empfehlenswerte bewusste Unterlassen von Hilfestellung im Rahmen der Angstsymptomatik kann von den Betroffenen aber als Ablehnung empfunden werden, sodass es wichtig ist, dass beide sich der Problematik eines solchen unterstützenden Verhaltens bewusst sind. Hier die richtige Balance zu finden, kann eine Herausforderung darstellen. Auf der einen Seite möchte man nicht, dass ein Mensch, der einem wichtig ist, durch seine Angst Leid erfährt, auf der anderen Seite ist aber nur so langfristig eine Besserung der Symptome möglich.

Eine Angsterkrankung betrifft auch das Umfeld

Zudem stellt die Erkrankung des Partners oder anderer Familienangehöriger auch eine **Belastung für das Umfeld** dar. Häufig ist diese Belastung im ersten Moment gar nicht so deutlich zu sehen. In den meisten Fällen verlaufen Angsterkrankungen schleichend, das heißt, eine Verschlechterung findet so langsam statt, dass sie von Personen, die man jeden Tag um sich hat, gar nicht wahrgenommen wird. Ich vergleiche das oft mit einer Veränderung des Körpergewichts. Wenn man sich jeden Tag im Spiegel sieht, nimmt man gar nicht wahr, ob man im Verlauf der letzten Monate zu- oder abgenommen hat. Trifft man hingegen einen Bekannten, der einen länger nicht gesehen hat, dann wird man meist auf eine Gewichtsveränderung angesprochen. So ergeht es auch Angehörigen von Angstpatienten. Dass der Partner beispielsweise schrittweise immer weitere Verkehrsmittel meidet, fällt einem erst auf, wenn man nicht täglich damit konfrontiert ist. Vielen ist gar nicht bewusst, dass es sich bei den vermeintlichen ängstlichen Charaktereigenschaften ihres Angehörigen um eine gut behandelbare Erkrankung handelt.

Angehörige in die Therapie einbeziehen

Zu Beginn einer Behandlung haben Angehörige meist viele Fragen. „Wird mein Angehöriger wieder gesund werden?" ist sicherlich die häufigste. Dafür bietet sich ein Gespräch zu dritt an. So kann man dem Angehörigen auch den korrekten Umgang mit Vermeidungsverhalten erläutern, ohne ihn mit Schuldgefühlen alleine zu lassen. Wer sofort den Notarzt ruft, wenn der Partner zum zehnten Mal an diesem Tag über Herzrasen klagt, der verhält sich therapeutisch gesehen nicht optimal, auch wenn er vielleicht gute Absichten hat oder dies aus Sorge tut. Wer es als Angehöriger aber schafft, den anderen zu unterstützen, ohne dabei seine Ängste zu fördern, der kann ein wichtiger **Co-Therapeut** werden.

Die Angst hat oft schon genug vom Leben geraubt, man sollte sie nicht weiter im Mittelpunkt stehen lassen. Achten Sie als Angehöriger auch mal auf sich selbst und äußern Sie ihre eigenen Wünsche. Wäre es nicht schön, wenn Ihr Partner mal wieder für Sie Besorgungen erledigen würde? Haben Sie ihn nicht lange genug umsorgt? Letztlich rate ich den Angehörigen zu mehr Gelassenheit im Umgang mit der Erkrankung. Indem man der **Erkrankung gemeinsam den Raum nimmt,** den sie sich bislang eingefordert hat, wird ganz von selbst eine Veränderung bewirkt.

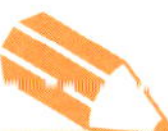

NUN SIND SIE GEFRAGT!

Informieren Sie sich über Selbsthilfegruppen in Ihrer Nähe. Schauen Sie sich ein solches Angebot doch einfach einmal unverbindlich an.
Wie könnten Sie als Angehöriger einen Angstpatienten in Ihrem Umfeld unterstützen? Von welchen drei Handlungen Ihrerseits würde er oder sie profitieren? Welche drei Handlungen sollten Sie auf jeden Fall vermeiden? (➤ Abb. 23).

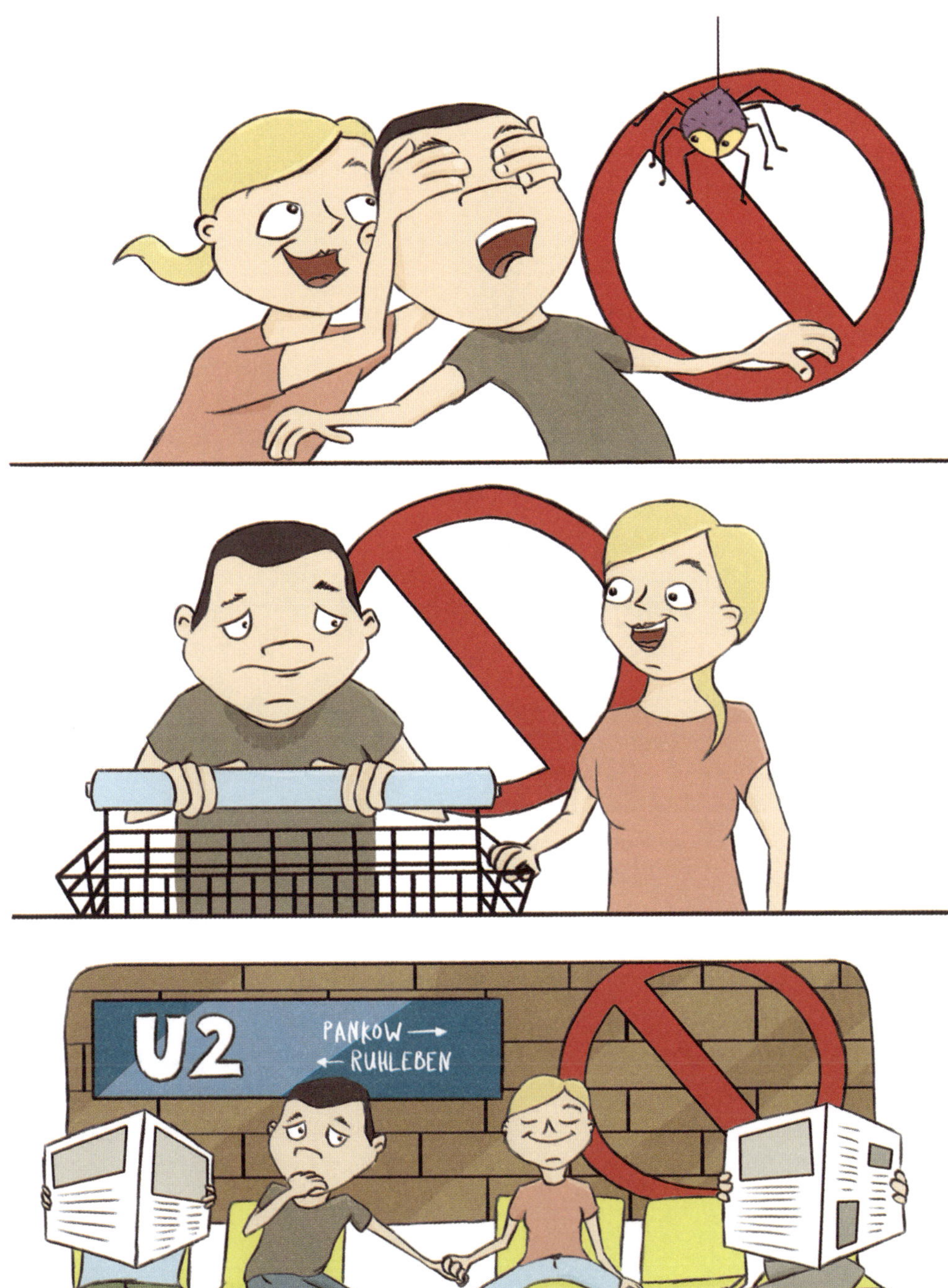

Abb. 23 Wichtige Regeln für Angehörige

KAPITEL

30 Zusammenfassung

Im letzten Kapitel sollen die zurückliegenden neunundzwanzig Lektionen noch einmal zusammengefasst werden. Ich hoffe Sie konnten einiges über Angsterkrankungen lernen. Sollten Sie diesen Ratgeber genutzt haben, Ihre eigenen Ängste abzubauen, dann hoffe ich, dass Sie bereits erste Erfolge sehen konnten. Bleiben Sie in jedem Fall bei der Sache und üben Sie täglich weiter!

Prüfen Sie nun noch einmal, ob Ihnen die vermittelte Theorie dieses Ratgebers bewusst ist: Zunächst haben wir festgestellt, dass Angst ein Gefühl ist, das jeder kennt und das darüber hinaus ein wichtiges **Alarmsignal des Körpers** ist. Wenn das Gefühl der Angst jedoch die Psyche dauerhaft beeinflusst und der Betroffene im Alltag darunter leidet, erhärtet sich der Verdacht auf eine Angsterkrankung. Am Beispiel einer Spinnenphobie wurden die **vier Komponenten der Angst** aufgezeigt: körperliche Symptome, angstmachende Gedanken, angstmachende Gefühle und angstaufrechterhaltendes Verhalten.

Erscheinungsformen von Angsterkrankungen und deren Abgrenzung

In > Kapitel 4 wurden die unterschiedlichen **Erscheinungsformen der Angsterkrankungen** besprochen: Lässt sich in der ärztlichen Untersuchung keine körperliche Ursache für die Angst finden, wird im zweiten Schritt eine psychisch bedingte Ursache diagnostiziert und damit die Zuordnung zu den einzelnen Unterformen der Angsterkrankungen vorgenommen. Bei **Phobien** handelt es sich um Ängste vor einer eigentlich ungefährlichen Situation. Das können diverse Tiere, der Zahnarztbesuch oder die Angst vor der Höhe sein. Die Agoraphobie als Angst vor Menschenansammlungen und öffentlichen Plätzen und die soziale Phobie als Angst vor sozialen Situationen als weitere Unterformen wurden beschrieben.

Von **nichtphobischen Angsterkrankungen** spricht man im Falle der Panikstörung, deren Merkmal wiederkehrende starke Angstattacken ohne speziellen Auslöser sind. Diese werden auch als Panikattacken bezeichnet. Eine weitere nichtphobische Angsterkrankung ist die generalisierte Angststörung, die sogenannte Sorgenkrankheit. Darüber hinaus wurden Erkrankungen abgegrenzt, die häufig von Angst begleitet werden, etwa im Rahmen einer posttraumatischen Belastungsstörung nach Traumata oder im Zuge einer anderen weitverbreiteten psychischen Erkrankung, der Depression.

Die Teufelskreis der Angst und die Entstehung einer Angsterkrankung

Auf die Darstellung der unterschiedlichen Erscheinungsformen von Angsterkrankungen folgte der Kern der Problematik: der **Teufelskreis der Angst.** Dadurch, dass sich die vier Komponenten der Angst gegenseitig verstärken, geraten Betroffene in einen Kreislauf der Angst, aus dem sie sich meist durch

Fluchtverhalten zu lösen versuchen. Ein Verhalten, das den Kreislauf aber nur weiter verstärkt und aus ihm einen Teufelskreis werden lässt. Die Frage, wie Angsterkrankungen überhaupt entstehen können, beantwortete ➤ Kapitel 6: Neben einer Grundängstlichkeit und den Genen spielt erlerntes Verhalten eine wichtige Rolle. Ganz entscheidend zur **Entstehung von Ängsten** trägt Stress bei. Das sogenannte **Verletzlichkeits-Stress-Modell** erklärt dies. Auf Stressreduktion zielte auch das folgende Kapitel ab, schließlich werden Suchtmittel als sogenannte Selbstmedikation häufig aus diesem Grund eingesetzt. Davon sollte man allerdings Abstand nehmen, zu groß ist die Gefahr einer Abhängigkeit. In diesem Zusammenhang wurde besonderes Augenmerk auf die Medikamentengruppe der Benzodiazepine gelegt und festgestellt, dass sich diese nicht zur dauerhaften Behandlung von Angsterkrankungen eignen.

Therapeutische Möglichkeiten bei Angsterkrankungen

Empfehlenswert ist hingegen die **psychotherapeutische Behandlung** von Angsterkrankungen. Dargestellt wurden die verschiedenen Therapierichtungen sowie eine möglicherweise sinnvolle begleitende **medikamentöse Therapie,** deren Nebenwirkungen und Einsatzmöglichkeiten. Dabei wurde deutlich, dass bei entsprechender Notwendigkeit meist Antidepressiva zum Einsatz kommen. Als Sonderform der Psychotherapie wurde zudem die Behandlung von Angsterkrankungen mittels **klinischer Hypnose** erläutert. Um das System einer psychiatrischen Klinik kennenzulernen, wurde der Ablauf auf einer Therapiestation und in einer Tagesklinik skizziert. Zudem wurde das ambulante Behandlungssystem erläutert.

Selbst tätig werden

Mit dem Erreichen der Hälfte des Ratgebers begann der anstrengende Teil: Zunächst lag der Fokus auf den körperlichen Symptomen und im Verlauf einer längeren **Übung** lernten Sie ein schwindelmachendes Bild auszuhalten. Hierbei wurde zum ersten Mal klar, dass man sich schrittweise an die Angst gewöhnen kann. Im nächsten Kapitel wurde gezeigt, wie man angstmachende Gedanken loswird. Dabei wurde bewusst, dass es vor allem auf eine andere **Interpretation der Gedanken** ankommt. Ein kurzes Innehalten in der jeweiligen Situation lässt alternative Gedanken zu, die zu einem völlig anderen, nämlich angstfreien Resultat führen. Als besonders störend stellten sich dabei Glaubenssätze heraus, die von vornherein einen angstfreien Weg blockieren können. Da Angst ein starkes Gefühl ist und damit gelegentlich alle anderen Gefühle überlagert, widmete sich ➤ Kapitel 17 dem Umgang mit Gefühlen und wie man lernt diese wieder zuzulassen.

Ungünstiges Verhalten und die Angst vor der Angst

Als letzte der vier Komponenten der Angst stellte ➤ Kapitel 18 **ungünstiges Verhalten** dar, das oft weiterer Treibstoff für die Angst ist. Gerade eine **Angst-vor-der-Angst-Symptomatik** und ein Vermeidungsverhalten bewirken langfristig eine Verschlimmerung der Angst. Es galt also, die Angst fortan nicht mehr allzu ernst zu nehmen, um ihr damit Wind aus den Segeln zu nehmen.

Angsttagebuch und Lebenslinie

Als unverzichtbares Hilfsmittel zur Bekämpfung der Ängste wurde in ➤ Kapitel 19 das **Angsttagebuch** vorgestellt. Auch der Blick in die Vergangenheit lohnt sich: Mithilfe der **Lebenslinie** können Belastungssituationen als Auslöser von Angstsymptomen identifiziert werden.

Angstgewöhnung trainieren und Vermeidungsverhalten vermeiden

➤ Kapitel 21 griff erneut auf die Übung mit den Schwindelbildern zurück und benannte die **Angstgewöhnung** als wichtigstes Werkzeug im Kampf gegen das Vermeidungsverhalten. Mit fortdauernder Auseinandersetzung mit den Ängsten lässt die Stärke der Angst nach. Das zeigte die hier erstmals angefertigte Angstverlaufskurve sehr deutlich. Um diese Angstgewöhnung zu erreichen, muss Vermeidungsverhalten abgelegt werden. Dazu wurde zunächst eine Liste der möglichen **Vermeidungsverhaltensweisen** aufgestellt. Vermutlich tut jeder viele Dinge unbewusst, ohne sie als angstförderndes Vermeidungsverhalten wahrzunehmen, Sie werden darauf in Zukunft jedoch ein Auge haben.

Gedankenexperiment und Exposition

Im Rahmen des **Gedankenexperiments** beschäftigten Sie sich nun mit der angstmachenden Situation. Im Anschluss folgten die **Exposition** mit der tatsächlich angstmachenden Situation sowie die Erstellung des dabei sehr wichtigen Expo-Protokolls. Das ➤ Kapitel 25 gab Ihnen **weitere Werkzeuge** gegen die Angst an die Hand: weniger Koffein, mehr Sport, das Wiedererlernen sozialer Kompetenzen und insbesondere das Training von selbstsicherem Verhalten.

Die Rolle von Stress und wie er reduziert werden kann

In ➤ Kapitel 26 wurde erläutert, wie man effektiv **Stress reduzieren** und so der Entstehung einer Angsterkrankung vorbeugen kann. Zudem wird so das Auftreten von körperlichen Symptomen beeinflusst. Einen idealen Stressreduzierer stellt die progressive Muskelrelaxation dar. Achtsamkeit hingegen hilft, die Aufmerksamkeit von den Ängsten abzulenken und die schönen Dinge im Leben intensiver wahrzunehmen (➤ Abb. 24). Kleben in Ihrer Wohnung nun einige rote Punkte?

Wie es weitergeht

➤ Kapitel 28 forderte Sie gleich in der Überschrift auf, weiter am Ball zu bleiben. Ungünstiges erlerntes Verhalten legt man nur mit ausreichender Übung des richtigen Verhaltens ab. Auch mögliche Rückschritte und der Umgang damit wurden angesprochen. Der **Notfallplan** stellt die Basis dar, um im Falle des Falles richtig reagieren zu können. Zudem wurden wichtige Verhaltensweisen für Angehörige und die weiteren Möglichkeiten der **Selbsthilfe** angesprochen.

Sie, liebe Leserin und lieber Leser, haben eifrig Selbsthilfe betrieben, indem Sie dieses Buch durchgearbeitet haben. Das war wahrscheinlich nicht immer einfach für Sie, aber ich hoffe, Sie konnten bereits eine Veränderung hinsichtlich Ihrer Ängste bemerken. Bleiben Sie dabei und schrecken Sie nicht davor zurück, professionelle Hilfe in Anspruch zu nehmen, wenn Sie das Gefühl haben, mehr Unterstützung zu brauchen. Ich hoffe, Sie konnten viel Wissenswertes mitnehmen – ob als Betroffener, als Angehöriger oder einfach aus Interesse.

30

Abb. 24 Mit Achtsamkeit zu mehr Gelassenheit im Leben

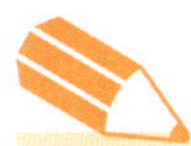

NUN SIND SIE GEFRAGT!

Schauen Sie nochmals auf Ihre zu Beginn formulierten Fragen an dieses Buch. Welche Fragen sind beantwortet worden? Welche Fragen bleiben offen? Ich lade Sie herzlich ein, mir eine Rückmeldung zu geben. Gerne möchte ich Ihr Feedback dazu nutzen, an weiteren Projekten zu arbeiten. Die Arbeit an diesem Buch hat mir nämlich große Freude bereitet. Der Verlag kann Ihre Anfragen an mich weiterleiten.

Zum Schluss möchte ich mich bedanken. Allen voran noch einmal bei meinen Patienten, die mir so viel Inspiration für das Schreiben dieses Ratgebers gaben. Ohne ihre Fragen hätte ich nie darüber nachgedacht, wie man ein solches Buch gestalten könnte. Ich danke dem Team meiner Klinik und all jenen, die mich bei der Entstehung dieses Buches unterstützt haben, insbesondere den Damen und Herren vom Verlag und Lektorat. Ich bin sehr dankbar, dass erneut eine Kooperation möglich war um dieses Projekt gemeinsam umzusetzen. Nachdem ich das Buch über Depressionen fertiggestellt hatte, war mir klar, dass ich unbedingt etwas über Angsterkrankungen schreiben wollte. Die Therapie von Angsterkrankungen ist eine sehr anschauliche und praxisnahe Behandlung und passte daher ideal zu dem bereits entwickelten Konzept. Ich hoffe, Sie konnten es für sich nutzen. Besonderer Dank gilt der Illustratorin Frau Deim. Sie hat es erneut perfekt verstanden den Text in Bilder umzusetzen, und ich bin froh, dass sie dieses Mal mehr zu tun hatte und das Buch noch anschaulicher geworden ist. Ich freue mich auf weitere gemeinsame Projekte.

Mein abschließender Dank gilt Ihnen: Ich möchte mich an dieser Stelle für Ihr Interesse als Leserin und Leser bedanken und Ihnen alles Gute wünschen. Bleiben Sie gesund!

Ihr
Dr. med. Daniel Illy

Hilfreiche Angebote im Internet

Die Internetseite **www.angstselbsthilfe.de** bietet Information, Beratung und Selbsthilfe bei Angsterkrankungen. Über die Rubrik DASH (Deutsche Angst-Selbsthilfe) gelangen Sie unter anderem zu einer Onlineberatung. Unter der Telefonnummer 089/51 55 53 0 können Sie montags von 11 Uhr bis 13 Uhr und donnerstags von 15 Uhr bis 18 Uhr auch das telefonische Angebot nutzen, dort finden Sie auch Informationen zu Selbsthilfegruppen in Ihrer Nähe.

Die Internetseite **www.angst-und-panik.de** bietet eine Auflistung verschiedener Selbsthilfegruppen und hält weitere Informationen bereit. Hier finden Sie für Ihr Bundeslang bestimmt die passenden Angebote.

Bei der Suche nach einem Therapeuten ist die **Homepage der Psychotherapeutenkammern** Ihres Bundeslandes die beste Wahl. Dort finden Sie Hinweise und häufig auch Suchfunktionen nach Therapeuten.

Wege aus der Depression

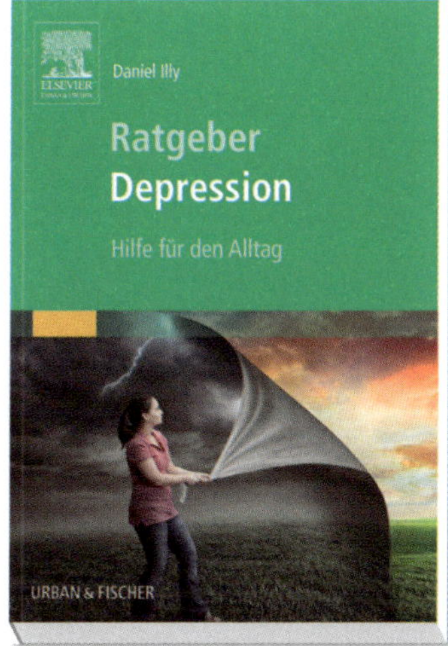

Illy, Daniel

Ratgeber Depression

Hilfe für den Alltag

Etwa jeder Fünfte erkrankt im Laufe seines Lebens an einer Depression.

In 30 kurzen Kapiteln erklärt der erfahrene Arzt und Psychotherapeut alles Wichtige zum Thema Depressionen und zeigt Wege aus dem „schwarzen Loch".

Werden Sie aktiv:

- Stärken Sie Ihre Selbstfürsorge mit praktischen und motivierenden Übungen.
- Lernen Sie, wie Sie Frühwarnzeichen erkennen und gegensteuern können.
- Erkennen Sie, wann es Zeit ist, professionelle therapeutische Hilfe in Anspruch zu nehmen.
- Erfahren Sie, welche Behandlungsmöglichkeiten es gibt und welche für Sie passend sind.

Kurze Übungen und einfühlsam gestaltete Illustrationen machen Mut und geben Kraft!

1. Aufl., 2016, Kartoniert
ISBN 978-3-437-22951-0

Abonnieren Sie unseren Newsletter unter www.elsevier.de/newsletter

Bestellen Sie in Ihrer Buchhandlung oder unter
www.elsevier.de bzw. bestellung@elsevier.de
Tel. (0 70 71) 93 53 14 / Fax (0 70 71) 93 53 24

Weitere Informationen und Preise finden Sie unter **www.shop.elsevier.de**

Empowering Knowledge

www.elsevier.de

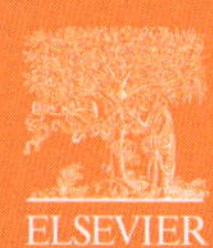